Dear

Wie fühlt es sich an zu sterben?

Wie fühlt es sich an zu sterben?

Erkenntnisse über den Tod. Den letzten Weg gestalten und begleiten

Jennie Dear

Aus dem Amerikanischen übersetzt von Jutta Hamberger

Bibliografische Information der Deutschen Nationalbibliothek

Die Deutsche Nationalbibliothek verzeichnet diese Publikation in der Deutschen Nationalbibliografie; detaillierte bibliografische Daten sind im Internet über http://dnb.d-nb.de abrufbar.

Die US-amerikanische Originalausgabe erschien 2019 unter dem Titel »What does it feel like to die? Inspiring new insights into the experience of dying«.

1. Auflage 2020

ein Unternehmen der Thieme Gruppe
Rüdigerstr. 14
70469 Stuttgart
Deutschland

www.trias-verlag.de

Printed in Germany

Programmplanung: Katja Liese
Projektmanagement: Sabine Ilg
Redaktion: Sophie Wölbling
Übersetzung: Jutta Hamberger
Umschlaggestaltung:
CYCLUS · Visuelle Kommunikation, Stuttgart
Umschlagfoto: CYCLUS · Visuelle Kommunikation, Stuttgart, modifiziert nach © DEEPOL by plainpicture/Kontrastlicht
Autorenfoto: Tom Bartels
Satz: Ziegler und Müller, Kirchentellinsfurt
Druck: Westermann Druck Zwickau GmbH, Zwickau

ISBN 978-3-432-11080-6 1 2 3 4 5 6

Auch erhältlich als E-Book:
eISBN (epub) 978-3-432-11081-3

Wichtiger Hinweis: Wie jede Wissenschaft ist die Medizin ständigen Entwicklungen unterworfen. Forschung und klinische Erfahrung erweitern unsere Erkenntnisse. Ganz besonders gilt das für die Behandlung und die medikamentöse Therapie. Bei allen in diesem Werk erwähnten Dosierungen oder Applikationen, bei Rezepten und Übungsanleitungen, bei Empfehlungen und Tipps dürfen Sie darauf vertrauen: Autoren, Herausgeber und Verlag haben große Sorgfalt darauf verwandt, dass diese Angaben dem Wissensstand bei Fertigstellung des Werkes entsprechen. Rezepte werden gekocht und ausprobiert. Übungen und Übungsreihen haben sich in der Praxis erfolgreich bewährt.

Eine Garantie kann jedoch nicht übernommen werden. Eine Haftung des Autors, des Verlags oder seiner Beauftragten für Personen-, Sach- oder Vermögensschäden ist ausgeschlossen.

Datenschutz: Wo datenschutzrechtlich erforderlich, wurden die Namen und weitere Daten von Personen redaktionell verändert (Tarnnamen). Dies ist grundsätzlich der Fall bei Patienten, ihren Angehörigen und Freunden, z. T. auch bei weiteren Personen, die z. B. in die Behandlung von Patienten eingebunden sind.

In Erinnerung an Martha Elizabeth Cannon Dear, die nicht nur klug, liebevoll und fröhlich war, sondern auch ein sehr privater Mensch. Ich hoffe, sie vergibt mir, dass ich so öffentlich darüber schreibe, wie sie starb.

Zu Ehren all der Ärzte, Krankenschwestern und -pfleger, Mitarbeiter in Hospizen und aller medizinischen Fachleute, mit denen ich gesprochen habe. Die Gespräche mit ihnen haben mich sehr erstaunen lassen – darüber, wie viel sie ihren Patienten geben, und darüber, dass sie für mich und dieses Buch Zeit hatten.

Zu Ehren der Patienten, die ich in Hospizen kennenlernen durfte, ihrer Geduld und auch ihrer Ungeduld, ihrer Liebe, manchmal ihrer Einsamkeit, ihres Kummers, aber eben auch ihrer Freude, wenn sie dem begegneten, mit dem wir eines Tages alle konfrontiert sind.

Hinweis der Autorin

Jeder, der schon einmal am Bett eines Sterbenden gesessen hat, kann Geschichten erzählen. Manche sind zugespitzt, andere lustig, voller Wut oder einfach nur interessant, viele sind schön. Manche kommen, jeweils kursiv gesetzt, in diesem Buch vor, genauso, wie sie mir erzählt wurden. Ich habe nur die Details verändert, die eine genaue Identifizierung ermöglicht hätten, also andere Namen oder Initialen zum Schutz des Privatlebens der Patienten und ihrer Familien verwendet.

Die Autorin

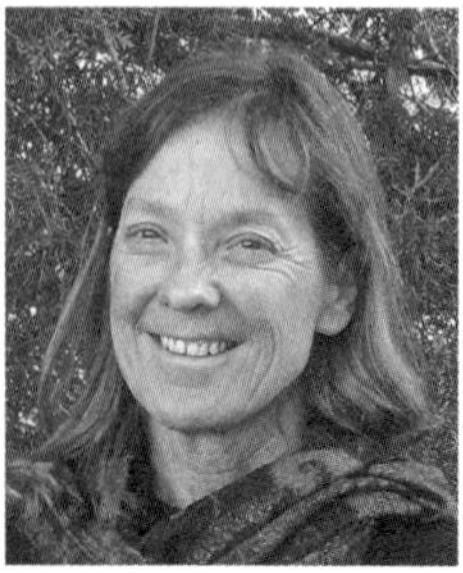

Jennie Dear ist ehemalige Journalistin und Privatdozentin für Englisch und langjährige ehrenamtliche Mitarbeiterin in verschiedenen Hospizen. Sie erhielt ihren Ph. D. von der University of New Mexico, schrieb Artikel für lokale Zeitungen und lehrte zehn Jahre am Fort Lewis College in Durango.

Inhalt

Einführung

Daran erinnere ich mich:

Eine Krankenschwester, die freundlich, aber auch sehr unverblümt die logistischen Folgen des Todes skizzierte und mich fragte: »Möchtest du wissen, was passiert, wenn der Körper alle Systeme runterfährt?«

Sie bot an, die Linien des Todes auf dem Körper meiner Mutter nachzuzeichnen, und das, während meine Mutter noch beweglich, bei Bewusstsein und äußerst lebendig war. Ich fühlte einen leichten Schock und hatte düstere Vorahnungen. Was meine Mutter und ich aber am intensivsten fühlten, waren Erleichterung und so etwas wie Faszination. Wir wollten es wissen. In den sechseinhalb Jahren der Behandlung – meine Mutter hatte zwei Hausärzte, einen Kardiologen, verschiedenste Röntgenspezialisten, Krankenschwestern in zwei onkologische Kliniken und Chirurgen in drei unterschiedlichen Kliniken gesehen – hatte nicht ein einziges Mal auch nur einer mit ihr darüber gesprochen, was passieren würde, wenn sie stürbe.

Die Idee zu diesem Buch wurde genau in diesem Moment geboren, im Beisein meiner Mutter und der Schwester im Hospiz, obwohl noch Jahre vergingen, bis ich meinen Job als Professorin für Englisch und Journalismus aufgab und mit meinen Nachforschungen begann. Zunächst engagierte ich mich ehrenamtlich in einem Hospiz und grübelte über die Patienten, die ich besuchte: Was erlebten sie? Wenn der Atem mancher Patienten in ihren letzten Stunden unregelmäßig und laut wurde, fragte ich mich, wie sehr sie litten oder ob es möglich war, dass sie gar nicht litten. Ich fragte mich, warum manche Menschen so heftig verdrängten, dass sie sterben würden – wie konnten sie das als Patienten in einem Hospiz ignorieren? Besonders interessierte mich, wo sich der Geist und die Seele Sterbender befanden, wenn sie nicht mehr auf ihre Angehörigen reagierten. Ich war sowohl berührt als auch erschrocken: Kämpften sie tief in ihrem Inneren mit seelischem oder physischem Schmerz, oder hatten sie sich schon auf eine spirituelle Reise begeben?

Als ich meine Forschungen begann, stellte ich erstaunt fest, wie viel Literatur es über das Sterben gibt. Es gibt Bücher über Schmerz und Leid, darüber, wie man mit Sterbenden umgeht, Bücher über die körperliche und geistige Erfahrung des Sterbens. Palliativärzte, Ärzte in Hospizen, Schwestern – jeder, der sich je mit Sterbenden befasst hat, stößt früher oder später auf dieselben Fragen wie ich. Diese Menschen hatten die Erfahrung und Expertise, sich diesen Fragen wissenschaftlich zu nähern. Sie haben wissenschaftliche Bücher und Artikel in beeindruckender Zahl geschrieben. Und fast alle nahmen sich trotz ihres hektischen Alltags Zeit, mir meine Fragen zu beantworten, und hofften darauf, dass diese Informationen einer breiteren Öffentlichkeit zugänglich gemacht werden würden.

Natürlich begannen Freunde und Bekannte mich zu fragen, woran ich eigentlich arbeitete. Wenn ich sagte, ich schriebe über das Sterben, bekam ich oft eine Antwort wie diese: »Oh, wir Menschen in der westlichen Welt haben solche Schwierigkeiten mit dem Sterben. Wir sind eine Kultur, die den Tod verdrängt, niemand spricht über den Tod.«

Ich wusste nicht recht, wie ich mit diesen Kommentaren umgehen sollte. Denn mir kam es vor, als werde überall über den Tod gesprochen. Man denke nur an populäre Bücher wie Atul Gawandes *Sterblich sein. Was am Ende wirklich zählt. Über Würde, Autonomie und eine angemessene medizinische Versorgung* oder Paul Kalanithis *Bevor ich jetzt gehe. Die letzten Worte eines Arztes an seine Tochter*, den Pixar-Film *Coco* oder die vielen hundert Sterbecafés[1], die nur dazu da sind, dass dort über den Tod gesprochen wird.

Michelle Appenzeller[2] sagte mir, die Beliebtheit des Themas komme ihr manchmal komisch vor, denn zu der Zeit, als sie 1986 mit der Hospizarbeit begonnen habe, sei das ein totales Tabu gewesen. »Das ist so verrückt, aber auch lustig. Sogenannte Death Cafés, in denen Leute über den Tod sprechen wollen, das ist inzwischen fast schon cool und sexy.« Meine Mutter und ich aber kannten vor dem Gespräch mit jener Hospizschwester wesentliche Details nicht. Im Übrigen bedeuten die vielen Diskussionen über Tod und Sterben auch nicht, dass die Leute sich mehr mit ihrer eigenen Sterblichkeit befassen, meint

Michelle Appenzeller. »Du kannst einen Hundertjährigen vor dir haben, und seine Familie ist geschockt, dass ihr geliebtes Familienmitglied stirbt.«

Wir sprechen viel über den Tod und das Sterben, aber mit unserer eigenen Sterblichkeit beschäftigen wir uns nicht. Wir sprechen nicht genug über zentrale Aspekte des Sterbens oder darüber, wie es ist, zu sterben. Die meisten müssen sich mit dem Tod nie so direkt auseinandersetzen, wie es für unsere Vorfahren noch normal war. Und die medizinische Vorsorge ist teilweise so gut, dass man in dem Glauben lebt, alles könne geheilt werden. Viele von uns haben den Bezug zum Sterben verloren. »Denken Sie daran, wie Menschen in Filmen sterben«, sagt Marian Grant. »Sie sind bis zum Ende wach. Sie führen bedeutungsvolle Gespräche, und dann auf einmal fällt ihr Kopf zur Seite … und schwupps, sind sie tot.« Dieses Bild hat leider wenig mit der Realität zu tun. »Es ist ganz anders«, sagt Grant. »Noch vor hundert Jahren sind die Leute zu Hause gestorben. Sie starben im Kindbett, Kinder starben, und keiner wurde erwachsen, ohne nicht mindestens einen Angehörigen, Nachbarn oder Freund sterben gesehen zu haben. Heute kannst du siebzig oder achtzig werden und noch nie einen Sterbenden gesehen haben. In Filmen sieht man nur die verklärte Vorstellung. Aber die Realität sieht ganz anders aus.«

Mehr als 90 Prozent aller Amerikaner werden so wie meine Mutter sterben, nach Wochen oder Monaten oder sogar Jahren des Wissens um eine tödliche Krankheit[3]. Aber die wenigsten von uns wissen, was sie in dieser Zeit zu erwarten haben – trotz aller Forschung über die Erfahrungen, Symptome und emotionalen Zustände Sterbender: vom existenziellen Schlag nach einer tödlichen Diagnose und der Erkenntnis der eigenen Sterblichkeit bis zu den unglaublichen Schmerzen, die Sterbende erdulden müssen, aber auch den erfolgreichen Wegen, mit Sterbenden umzugehen. Dieses Wissen ist alles andere als weit verbreitet, auch wenn die Nachfrage nach mehr Informationen steigt.

Dieses Buch kann nicht alle Informationen und Facetten des Sterbens behandeln. Mein Fokus liegt auf dem, was Patienten in ihren letzten Lebensmonaten erwarten können. Das Buch basiert auf Gesprächen mit Ärzten, Krankenschwestern, Psychologen und anderen medizinischen Experten, meiner eigenen, tiefen Neugier und den Jahren der Begleitung Sterbender in Hospizen. Ich versuche, so ehrlich wie möglich zu sein, manchmal unverblümt, denn genau danach gierten meine Mutter und ich, als sie dem Tod nahe war. Aber ich versuche auch, die Schönheit und Freude zu vermitteln, die den Tod oft umgibt – die Bedeutung, die der Tod einem Sterbenden und den Menschen um ihn herum verleiht.

Als eine meiner besten Freundinnen an Pestsepsis litt, sagte sie, sie habe sich an einem Punkt gefragt, ob sie nun sterben werde (sie war nah dran, überlebte aber). Und dann sagte sie, das könne ja nicht sein, denn sie habe keine Thestrale gesehen.

J. K. Rowling hat diese Kreaturen erfunden, Knochenpferde mit Flügeln und drachenähnlichen Köpfen. Viel später, als es meiner Freundin längst wieder besser ging, erkannte sie ihren Fehler: In den Harry-Potter-Romanen sind Thestrale für all jene unsichtbar, die noch nie jemanden sterben gesehen haben – mit dem eigenen Tod haben sie nichts zu tun. Als mein Cousin starb, erzählte seine Tochter mir, wie wichtig ihr die Thestrale waren. Diese fiktiven Gestalten waren eine Metapher dafür, wie anders sie die Welt nun sah, und sie vermutete, Rowling habe gewiss den Tod eines ihr nahestehenden Menschen erlebt. Tatsächlich war das auch so, Rowlings Mutter starb mit nur 45 Jahren, als die Autorin gerade mit der Harry-Potter-Reihe begonnen hatte. Es ist bezeichnend, dass die Figuren, die Thestrale gesehen haben, zwar vom Hauch des Todes betrübt, ihre Augen nun aber geöffnet sind.

1 Existenzieller Schicksalsschlag – die tödliche Diagnose

Die Strafe, die wir dafür zahlen, dass wir glauben, nur andere seien sterblich, ist, dass der Tod überraschend kommt.

Avery Weisman

Ich weiß nicht mehr genau, wann meine Mutter, die letztlich an metastasierendem Brustkrebs starb, ihren existenziellen Schicksalsschlag erlebte. Aber ich habe eine Vermutung. Nach der Erstdiagnose warteten meine Eltern einen Tag, bevor sie meine Geschwister und mich anriefen. Mich erreichten sie zuerst. Mein Vater ist kein besonders gelassener Mann, aber er sagte etwas wie: »Bei deiner Mutter wurde Brustkrebs festgestellt.« Dann kam eine Pause, dann kam ein Geräusch, irgendetwas zwischen einem Seufzer und einem Schluchzen, es hörte sich fast wie von einem Tier an. Es war so untypisch, dass ich bis heute nicht weiß, ob dieses Geräusch von ihm oder meiner Mutter kam. Ich glaube, das war der Moment des existenziellen Schicksalsschlages, der Moment, in dem sie tief im Innersten begriffen, dass der Tod nahe war.

Die Palliativpionierin Nessa Coyle nutzte diesen Ausdruck, um die Erfahrungen zu beschreiben, die sie bei Menschen mit lebensbedrohlichen Krankheiten machte. Als Krankenschwester beobachtete sie, wie felsenfest Patienten daran glaubten, an ihrer Krankheit nicht zu sterben. Sie beobachtete, wie Patienten neu bewerteten, was ihnen in ihrem Leben am wichtigsten war, und worauf sie noch hofften, wenn die Krankheit schlimmer wurde. Die Veränderung ihrer Erwartungen war eine Entwicklung, etwas, das über eine geraume Zeit geschah. »Aber die tatsächliche Erkenntnis: ›Ich werde sterben, ich werde das nicht besiegen‹, kam für viele Menschen unerwartet«, sagt sie. »Plötzlich verstanden sie: Das war's.«

Bei Thomas wurde Anfang der 1990er Jahre Prostatakrebs festgestellt. Der Krebs war klein und abgekapselt, deshalb entschied er sich gegen eine Operation oder die relativ streuende Bestrahlung, wie sie damals üblich war. Stattdessen reisten er und seine Frau nach New York, San Diego, Los Angeles und Scottsdale, um sich der Behandlung führender Prostata-Experten und Naturheilkundler zu unterziehen. Viele Jahre lang blieb der Krebs unauffällig, doch dann begann er zu wachsen und sich auszubreiten. 2013 starben Thomas' Bruder und Sohn innerhalb einer Woche, und seine eigene Gesundheit verschlechterte sich rapide. »Das könnte das erste Ahnen seiner eigenen Sterblichkeit gewesen sein, aber sicher bin ich mir nicht«, sagte seine Frau Jane. Thomas unterzog sich nun aggressiveren Behandlungsmethoden, einer Bestrahlung in Kalifornien, einer Operation in Los Angeles. Die Krankheit schritt weiter voran und er bekämpfte sie weiter. 2015 kam es zu einem bedeutsamen Arztbesuch: Der Gastroenterologe bat Thomas, sich auf die Untersuchungsliege zu legen. »Er sagte, ich vermute, Sie haben einen Tumor an der Leber«, erzählte Jane. »Den Ausdruck in Thomas' Gesicht werde ich nie vergessen. Er saß da, schaute mich an, ich schaute ihn an, er wirkte wie ein Reh im Scheinwerferlicht. Das hatte ich noch nie vorher bei ihm gesehen ... wir starrten uns nur an. Ich werde das nie vergessen.«

Die meisten Menschen erkennen zwar irgendwann, dass der Tod unausweichlich ist, aber sie glauben nicht wirklich daran, sagt Virginia Lee. »In der westlichen Kultur gehen wir davon aus, für immer zu leben. Unser Verstand weiß, dass wir nicht Superman und nicht unsterblich sind. Kinder lernen das in frühen Jahren, wenn ein Haustier stirbt oder eine Pflanze eingeht, aber das bleibt auf einem intellektuellen Level.« Lees Patienten erzählten ihr oft, dass sie zwar verstanden haben, dass der Tod real war, er für sie aber etwas war, das nur anderen widerfuhr – bis sie ihre eigene Diagnose erhielten. »Der existenzielle Schicksalsschlag trifft uns, wenn uns die Wirklichkeit und Unausweichlichkeit des eigenen Todes bewusst wird«, schreibt Coyle. »Bei den meisten Menschen löst diese Erkenntnis eine Krise aus.«[4]

Forscher haben dieser Krise viele Namen gegeben: existenzielle Krise. Existenzieller Wendepunkt. Krise des Todesbewusstseins. »Ego Chill«[5]. Sie sagen, dass eigentlich jeder Patient, der an einer tödlichen Krankheit leide, sie erfahre. Und diese Krise ist nicht an eine bestimmte

Kultur gebunden, Menschen ganz unterschiedlicher Nationalität und Herkunft haben sie beschrieben. Amerikaner mögen dafür besonders anfällig sein, einfach weil sie so wenig Erfahrung im Umgang mit dem Tod haben. Diese Krise kann erschütternd und überwältigend sein. Meist beginnt sie, wie bei meiner Mutter, wenn die Ärzte die tödliche Nachricht überbracht haben.

»Mir haben Krebspatienten erzählt, dass sich dein Leben sofort und in dem Moment verändert, in dem der Onkologe dir bestätigt: Ja, es ist Krebs«, sagt Lee. Ärzte fokussieren sich meist auf die körperlichen Vorgänge: Du hast eine unheilbare Krankheit, dein Herz wird schwächer, deine Lungen geben auf. Aber der erste Effekt ist ein psychologischer. Der Palliativspezialist Gary Rodin sagt, dies sei das erste Trauma – die psychischen und sozialen Wirkungen der Krankheit.

Der Schock der Begegnung mit der eigenen Sterblichkeit kann auch zu anderen Zeitpunkten und in anderen Situationen erfolgen, meint Coyle. Vielleicht schaust du in den Spiegel und merkst auf einmal, wie dünn du geworden bist und wie deine Kleider schlottern. Vielleicht nimmst du die Blicke anderer wahr und bemerkst eine Veränderung. »Das muss nicht in Worte gefasst sein, es geht nicht unbedingt um das, was andere dir sagen«, erklärt Coyle. »Dein Körper sagt es dir, dein Herz sagt es dir, oder die Blicke anderer Menschen sagen es dir.«

Warum ist es eine Krise?

Menschen sind daran gewöhnt, in normalen Situationen verletzlich zu sein, und in der Regel wissen wir, wie wir damit umgehen (die meisten von uns, meistens).[6] Diese Fähigkeit ist in dem Moment weg, wenn uns klar wird, dass wir unheilbar krank sind. E. Mansell Pattison erklärt in *The Experience of Dying*[7], warum diese Erkenntnis einen radikalen Wandel des Selbstbildes zur Folge hat.

»Wir gehen von einer gewissen Lebensspanne aus, die uns zur Planung von Aktivitäten und von unserem Leben als solchem zur Verfügung steht. Dann werden wir abrupt mit einer Krise konfrontiert, der Krise des Wissens um unseren eigenen Tod. Ob durch eine Krankheit oder einen Unfall, unsere potenzielle Lebensbahn verändert sich plötzlich.«

Menschen können diese Lebensbahn planen, weil sie von bestimmten Erwartungen und Vermutungen über das Leben im Allgemeinen ausgehen. Sie haben ein Gefühl für die Welt, die Voraussetzung dafür, jeden einzelnen Tag zu leben. Diese Erwartungen sind für unser normal-gesundes Leben entscheidend und dennoch basieren sie auf Illusionen, zu denen laut Lee auch diese gehören: »zu positive Annahmen über sich selbst und die Erwartung, dass es immer ein Morgen geben wird, dass gute Menschen Gutes verdienen[8], dass man die Zukunft planen kann und dass die Zukunft rosig aussieht.« Die meisten Menschen hinterfragen diese Illusionen nie, bis zu dem Tag, an dem etwas zutiefst Verstörendes geschieht – zum Beispiel die Diagnose einer tödlichen Krankheit. Wenn Menschen wissen, dass sie unheilbar krank sind, zerplatzen diese Illusionen mit einem Schlag. »Wenn der Krebs zuschlägt, werden alle Glaubenssysteme, die einst Stabilität, Vertrautheit und Sicherheit geboten haben, in Frage gestellt.«

Wie fühlt es sich an?

In einer kleinen dänischen Studie aus dem Jahr 2011 berichteten fünf Patienten mit unheilbarem Speiseröhrenkrebs, wie ihr Leben nach der Diagnose außer Kontrolle geriet. Die Patienten fragten sich, wieso ausgerechnet sie diese Diagnose erhalten hatten. Sie fragten: »Warum ich?«, »Wieso gerade jetzt?«, »Was geschieht nun?«, »Werde ich sterben?« Manche fühlten sich hoffnungslos verzweifelt, sie hatten das Gefühl, ihre Welt stürze ein. Sie machten sich Sorgen um die Zukunft und über ihren eigenen Kummer. »Mich interessierte nichts mehr«, sagte ein Patient. »Ich hatte einfach aufgegeben.« Ein anderer berichtete: »Ich fühlte mich depressiv. Auch die kleinsten Aufgaben waren mir zu viel. Ich konnte mit der Zukunft nicht umgehen.«[9]

Laut Lee fühlen sich manche Menschen deprimiert, verzweifelt oder wütend oder auch alles zusammen. Sie trauern. Sie ringen mit dem Verlust. Das ganze Glaubenssystem eines Menschen kann in Frage gestellt werden, denn die Beschäftigung mit Krankheit und ihrer Behandlung hat Einfluss auf alle Lebensaspekte.[10] In dieser Phase kann die Angst eines Menschen fast unerträglich sein. Der Grund ist die Konfrontation mit dem Verlust von Identität und Bedeutung. Es kommt nicht von ungefähr, dass die ersten Reaktionen auf eine tödliche Diagnose in der Regel Verzweiflung, Wut, Leugnen, Sinnverlust oder Depression sind.

Die Forschung weiß aber auch, dass Patienten diese Phase hinter sich lassen – in diesem Stadium von Angst können sie nicht lange bleiben. Nach einem Höhepunkt der Angst flaut diese allmählich ab. In den 1970er Jahren führten die beiden Harvard-Forscher Avery Weisman und J. William Worden eine Studie[11] über tiefgreifende Krisen durch und interviewten Krebspatienten, die gerade ihre Diagnose erhalten hatten, mehrfach über einen Zeitraum von einigen Monaten. Nach der Diagnose zeigten die Patienten wahrnehmbar und messbar andere emotionale Reaktionen auf die Menschen und ihre Umgebung. Für alle Patienten der Studie waren existenzielle Fragen der zentrale Fokus ihres Lebens, diese Fragen überdeckten alle anderen Aspekte der Krankheit – physische Symptome, Arbeit, Religion, Familie. Die beiden Forscher untersuchten auch, wie lange diese existenzielle Notlage andauerte. Sie stellten fest, dass sie üblicherweise mit der Diagnose begann und dann meist 100 Tage andauerte.

Wenn die Unsicherheit am höchsten ist und ein Sterbender spürt, dass sein Leben in Gefahr ist, wächst die Verzweiflung. Diese Höhepunkte liegen in der Regel am Anfang der Diagnose, zu Beginn der Behandlung wie etwa einer Chemotherapie, oder kurz vor einer Operation. Die Forscher fanden heraus, dass die späteren Angst-Höhepunkte nicht mehr so intensiv sind wie diese erste Welle.

Außerdem stellten sie fest, dass die Krise nicht jeden in gleicher Weise traf. Für manche Patienten war der Moment der Erkenntnis zutiefst verstörend, verging aber auch schnell wieder. Bei anderen weckte die Diagnose alte emotionale Verwerfungen oder soziale Probleme – die nicht bewältigte Trauer nach einer Scheidung, die Enttäuschung darüber, im Leben die eigenen Träume nicht verwirklicht zu haben.

Manche stellen auch fest, dass an sich damit nicht im Zusammenhang stehende Probleme auf einmal neue Lösungen oder Strategien brauchen – Spannungen in der Beziehung, die man vielleicht lange ignoriert hat und die jetzt direkt angesprochen werden müssen, oder ein neuer Wohnort, der einen vor neue Herausforderungen stellt. Für viele Patienten verfliegt die überwältigende Erkenntnis der eigenen Sterblichkeit und macht einer Verweigerung Platz, die für Familienangehörige und andere sehr irritierend sein kann.

Die Erkenntnis der eigenen Sterblichkeit kommt und geht

»Ich weiß gar nicht, wieso ich hier bin. Ich bin doch gar nicht ernsthaft krank«, sagte mir ein Patient im Mercy-Hospiz in Durango, Colorado. »Wahrscheinlich, weil meine Frau die Grippe hat, sie braucht sicher eine Pause.« Ein anderer Patient des Hospizes sagte immer wieder, er werde seinen Krebs besiegen, so wie jede Krankheit oder Verletzung in der Vergangenheit. Er starb eine Woche später. Andere Patienten plauderten unbekümmert über ihre Pläne, Veranstaltungen, die sie besuchen, und Reisen, die sie machen wollten, als ob außer Zweifel stünde, dass sie dann noch am Leben und in der Lage sein würden, dies alles zu tun.

Thomas, der viele Jahre mit dem Wissen um seine Prostatakrebserkrankung lebte, schien nie wirklich zu verstehen oder zu akzeptieren, dass die Krankheit tödlich war, nicht einmal dann, als sein Arzt ihm mitteilte, der Krebs habe gestreut. »Der existenzielle Schicksalsschlag? Er hat ihn nicht als solchen verstanden«, sagte seine Frau Jane. Zwar hatte es jenen »Wie-ein-Reh-im-Scheinwerferlicht-Moment« beim Arzt gegeben, aber die existenzielle Krise war kurz und rasch vergangen. Als die Biopsie bestätigte, dass der Tumor bösartig war, fragte Jane den Arzt, was dieser an Thomas' Stelle tun würde. Er antwortete, er würde keine Zeit auf teure und nutzlose Behandlungen verschwenden. Der Arzt ermutigte Thomas, die Zeit, die ihm blieb, mit seiner Familie zu genießen.

Das Gespräch machte Thomas wütend. Er war ein Kämpfer und er wollte vom Arzt ein Wunderheilmittel. Er informierte sich über noch aggressivere Behandlungsmethoden. Als seine Frau sich weigerte, für eine weitere Leberuntersuchung mit ihm nach Kalifornien zu reisen, weil ihr sowohl die Reise als auch die Behandlung unnötig erschöpfend schienen, nötigte Thomas einen Freund, mit ihm hinzufahren. Später, als die Krankheit ihn schon sehr geschwächt hatte und er die meiste Zeit im Bett verbrachte, wollten Freunde ihn besuchen. Er wies fast alle zurück. »Sie wollen nur kommen, weil sie denken, ich sterbe«, erklärte er Jane.

Als Thomas' Symptome schlimmer wurden und er mehr Hilfe benötigte, als Jane und die stundenweise anwesende Pflegerin leisten konnten, meldete er sich schließlich im Hospiz an. »Du weißt, was es bedeutet, im Hospiz zu sein?«, fragte seine Frau ihn. »Ja, aber ich kann jederzeit wieder gehen«, lautete seine Antwort. Einen Monat später verließ er das Hospiz für eine zweiwöchige Behandlung.

»Ich wusste über einen langen Zeitraum, dass er sterben würde«, sagte Jane. »Und das war hart für mich, denn mein Mann akzeptierte seine Lage nicht.« Am Wochenende vor seinem Tod prüfte eine Krankenschwester seine Körperfunktionen, sah ihn an und sagte: »Sie wissen, dass der Sterbeprozess begonnen hat?« Und Jane fragte nach: »Hast du gehört, was sie gesagt hat?« »Ja. Das ist eben ihre Meinung.«

Ein anderer Hospizpatient, mit dem ich über einen Monat hinweg täglich vier Stunden verbrachte, wusste, dass er einen tödlichen Hirntumor hatte. Er hatte sich einer Operation unterzogen, aber die Ärzte hatten ihm gesagt, der Tumor werde mit großer Wahrscheinlichkeit zurückkehren. Und wenn, dann könnten sie nichts mehr tun. Und der Tumor war zurückgekommen. Bei unserer dritten Begegnung fragte er mich, warum ich so viel Zeit mit ihm verbrächte. Ich sagte ihm, wie schön ich unsere Begegnungen fände und dass ich ehrenamtlich im Hospiz arbeitete. Ich beobachtete, wie er mit der Tatsache, im Hospiz zu sein, klarzukommen versuchte, obwohl er das sicher oft schon von anderen gehört hatte. Dann wechselte er das Thema. In unseren Gesprächen kreisten seine Gedanken darum, dass er eine tödliche Krankheit hatte. Wenn er über seinen Tumor sprach, sprach er über ein Wunder, auf das er hoffte, aber in einem Ton, als erwarte er dieses Wunder. Er erwähnte, dass seine Ärzte behauptet hätten, der Tumor sei nicht mehr behandelbar, als ob er ihre fachliche Qualifikation anzweifelte. Auch wenn dieser Patient, genau wie Thomas, sich die meiste Zeit seinem Zustand verweigerte, hatten beide sicherlich Momente, in denen sie der Wahrheit ins Gesicht sahen. Thomas' Frau erinnert sich an die Minuten in der Arztpraxis, in denen ihr Mann zu verstehen schien, dass er sterben würde – aber der Moment war schnell vorbei. Ärzte in der Palliativpflege waren früher davon überzeugt, dass Patienten ihren Zustand entweder ignorierten oder akzeptierten. Heute sind Forscher wie Rodin und andere eher davon überzeugt, dass sich Patienten zwischen beiden Polen bewegen. Manche sagen sogar, ein Pendel sei genau die richtige Metapher für den Umgang mit dem Tod, denn Patienten pendelten zwischen den Extremen von Verneinung und Akzeptanz hin und her. Weisman nennt dieses Stadium »mittleres Wissen«[12]. Er beschreibt einen Patienten, der seinen eigenen Tod akzeptiert hatte, zumindest theoretisch. Als der Patient aber eine anstrengende Phase durchlebte, begann er, Zukunftspläne zu schmieden, deren Realisierung aufgrund seines Zustands unmöglich war. »Patienten scheinen zu wissen und wollen es wissen, aber sie sprechen oft so, als ob sie es nicht wüssten und nicht daran erinnert werden wollten, was man ihnen gesagt hat«, schreibt Weisman. Manche Patienten, die unheilbar krank sind, erleben eine existenzielle Krise, wechseln dann in eine Phase der Verweigerung und kehren dann zurück zur existenziellen Krise – und das Ganze oft mehr als einmal.

Weisman und Worden beschreiben einen anderen Fall, der ihrer Meinung nach typisch ist: Eine Frau erfuhr von ihrer Krebsdiagnose, um dann ihren Gesprächspartnern zu sagen, sie wisse nicht, was sie habe, und habe kein Interesse an einer Diagnose. Dennoch, es ist fast unmöglich, permanent im Stadium der Verweigerung zu bleiben. Der Gedanke, dass man stirbt, ist vielleicht nicht ständig präsent, aber wenn man die Tatsache einmal akzeptiert hat, bleibt sie irgendwo im Hintergrund. »Mittleres Wissen« bedeutet, dass die Patienten einen gewissen Grad von Bewusstheit und Einsicht in ihren Zustand haben, sagt Harvey Chochinov. »Sie wissen, dass ihnen nur noch eine recht kurze Lebensspanne bleibt. Und doch gibt es einen Teil in ihnen, der den Status quo aufrechterhalten will und die Erwartung, es gebe ein Morgen.«

Idealerweise erreichen Patienten eine Perspektive, die es ihnen erlaubt, sich ihres Zustands bewusst zu sein und gleichzeitig am Leben teilzuhaben. Der Palliativspezialist Rodin erklärt es so: »Wir glauben, man muss mit einem Bewusstsein des eigenen Sterbens leben und es in Balance halten mit dem Leben, das man leben möchte ... Es geht darum, diese Dualität auszuhalten, die wir doppeltes Bewusstsein nennen – eine fundamentale Aufgabe.«

Sich der eigenen Sterblichkeit bewusst werden stürzt nicht jeden in eine Krise

Ärzte, die mit Sterbenden arbeiten, sagen, dass Patienten diese Phase in seltenen Fällen sogar ganz überspringen oder zumindest deutlich weniger schmerzlich erleben. »Menschen können sich auch schrittweise ihrer eigenen Sterblichkeit bewusst werden«, sagt Coyle. »Ein plötzlicher Erkenntnisschock ist nicht zwingend notwendig.«

Weisman und Worden beschreiben, dass einige Patienten ihrer Studie niemals die Verzweiflung und Depression des existenziellen Schicksalsschlags zu erfahren schienen. Viele fühlten zwar die Auswirkungen, gingen aber gut damit um und hatten nicht das Gefühl einer »unausweichlichen Gefahr oder unerbittlichen Katastrophe.«

Lee sagt, die Forschung verstehe noch nicht wirklich, warum manche Menschen nicht nach einem Sinn suchten, wenn sie ihre tödliche Diagnose bekämen. Die Frage »Warum ich?« stellt sich nicht jeder.

Manche Patienten fragen vielleicht deshalb nicht, weil sie von ihrer genetischen Prädisposition wissen und Krebs in ihre Erwartungen ans Leben passt, meint Lee. Vielleicht waren sie auch immer davon überzeugt, jung zu sterben. Oder enge Freunde oder Familienmitglieder hatten zu einer ähnlichen Zeit in ihrem Leben Krebs. Irgendwie passt die Diagnose zu ihren Erwartungen, obwohl die Forscher nach wie vor nicht sicher sind, warum es wenige Menschen gibt, die nicht fragen, warum der Krebs ausgerechnet sie trifft und nicht jemand anderen.

Wie man mit einer lebensbedrohlichen Krankheit umgeht, ist schwierig, aber auch ein notwendiger kognitiver Prozess. Wenn Patienten weder die Möglichkeit des Sterbens noch die Konsequenzen für ihr Leben sehen, können sie sich in Verzweiflung und Bedeutungslosigkeit verlieren. Patienten, denen es jedoch gelingt, verspüren zumeist eine größere Wertschätzung für das Leben und ein größeres Bewusstsein dafür, wer sie selber sind. Die meisten Patienten überstehen die existenzielle Krise. Und dann können sie einen neuen Sinn entdecken.

Mit dem Regen muss man leben

Jane sagt, sie habe keine Ahnung, warum ihr Mann seine Diagnose so vehement abgelehnt habe. Ein Grund war sicherlich die Angst. »Ich glaube aber auch, es gibt diese Typen, die Kämpfer. ›Du sagst hü, ich sage hott.‹ Ich glaube, ein bisschen war er so. Mir sagt niemand, wann ich zu sterben habe. Ich entscheide, wann das passiert«, erzählt sie.

Sie habe gelernt, keine Erwartungen mehr daran zu haben, wie und ob Menschen ihre eigene Sterblichkeit annehmen. »An diesem Punkt im Leben weiß niemand, was er denken oder sagen oder tun wird. Wie können wir das also für jemand anderen wissen? Gar nicht«, sagt sie. Sie erzählt, wie sehr sie Thomas geschätzt habe, einen respektvollen, freundlichen und liebevollen Ehemann. Sogar seine Sturheit und seinen starken Willen schätzte sie wert, mit dem er seine Krankheit bekämpfte, anstatt die letzten Monate mit seiner Frau und seinen Freunden zu genießen. »Es war für uns alle sehr hart. Es war hart für mich, denn ich wusste, er würde gehen.«

Vielleicht hat Thomas nie wirklich die Tatsache anerkannt, dass er sterben würde. Vielleicht tat er das in Momenten, in denen er allein war, noch bei Bewusstsein, aber nicht mehr in der Lage, zu sprechen. Jane sehnte sich danach, ein heilsames Gespräch mit ihm zu führen, ein Gespräch über den Tod und darüber hinaus über die Dinge, die ihnen beiden im Leben am wichtigsten waren. Weil er aber nicht wollte oder nicht konnte, musste sie dieses Gespräch mit sich selbst führen. Sie konnte akzeptieren, dass sie Thomas verlieren würde, dass er sterben würde. Und weil sie seine Sterblichkeit nicht ausblendete, konnte sie sich auch mit ihrer eigenen auseinandersetzen.

Wenn alles im Leben wie geschmiert läuft, ist es einfach, schwierige Themen auszublenden, wie etwa das Gefühl von Bedeutungslosigkeit oder eben die Tatsache, dass wir alle sterben werden. Wenn man aber stirbt, geht das nicht so leicht. »Es ist so, als regnete es in Strömen, man tue aber so, als regne es gar nicht oder als brauche man keinen Regenschirm«, sagt Rodin. »Das geht gut, wenn es nur tröpfelt, aber irgendwann musst du mit dem Regen umgehen.«

2 Sterbeverläufe – Muster, wie wir sterben

Fragt man Menschen, wie sie sterben wollen, beinhalten die Antworten meist Ausdrücke wie »plötzlich« oder »ohne es zu merken«, »im Schlaf«, »von einer Klippe stürzend« oder »bei einem Unfall«.

Stellen Sie sich einen Sterbeverlauf vor, der den plötzlichen Tod nachzeichnet: eine gerade, horizontale Linie, parallel zur X-Achse, die sich im rechten Winkel mit einer vertikalen Linie trifft, die senkrecht nach unten fällt. Dieses Bild zeigt ein Szenario, in dem jemand ein Leben bei relativ guter Gesundheit genießt, dann plötzlich stirbt und dabei nicht länger leiden muss. Das ist aber nicht die einzige Möglichkeit, wie Menschen sterben, es ist nicht einmal die häufigste.

In einem anderen Sterbeverlauf verläuft die horizontale Linie zunächst wieder parallel zur X-Achse, sinkt dann aber gemächlich ab, etwa wie bei einem Dach. Nach einem Leben bei guter Gesundheit verschlechtert sich die Verfassung eines Menschen bis hin zum Tod. An diesen Sterbeverlauf denken die meisten Menschen in Verbindung mit einer Krebskrankheit.

In einem dritten Szenario steigt und fällt die horizontale Linie mit einigen kleinen Spitzen und Tälern, während sie sich langsam absenkt. Diese Linie zeigt, wie die meisten Menschen mit chronischen oder tödlichen Krankheiten sterben, weil verschiedene Komplikationen immer wieder Krankenhausbesuche notwendig machen. Jedes Mal ist ihre Genesung ein bisschen schlechter, bis der Körper schließlich komplett versagt.

Die Ärztin Joanne Lynn beschreibt einen vierten Sterbeverlauf[13], der an einem viel tieferen Punkt als die drei anderen Kurven beginnt und in einer Serie kleiner Abfälle allmählich sinkt. Dieser Verlauf beschreibt eine langwierige, fortschreitende Krankheit, hervorgerufen etwa durch Demenz oder eine Kombination verschiedener Erkrankungen. Nach Jahren der sich verschlechternden Gesundheit erreicht die

Verfassung eines Patienten ein so niedriges Level, dass etwas wie eine Erkältung, Lungenentzündung oder ein Knochenbruch zum Tod führen können. Dieses letzte Szenario beschreibt, wie die meisten Amerikaner sterben werden. Und doch sind es die beiden ersten Sterbeverläufe, die sich die meisten von uns für sich selber vorstellen.

Das Sterben neu betrachten

Ältere Patienten pflegten Lynn im Pflegeheim zu erzählen, sie wollten genauso sterben wie Kardinal Joseph Bernardin, der in den 1990er Jahren an Krebs erkrankt war. Nachdem der Krebs auch seine Leber befallen hatte, wurde der Chicagoer Kardinal für viele zu einem Beispiel dafür, wie man in Würde stirbt. Bernardin sprach offen über seine tödliche Erkrankung und die Ängste, die er hatte. Gleichzeitig bekräftigte er seinen Glauben an Gott und die katholische Kirche. »Er sagte, er habe zu starke Schmerzen, um selbst zu predigen. Er war ein frommer Mann, freundlich, liebevoll, und er bat andere, für ihn zu beten«, erzählte eine ehrenamtliche Mitarbeiterin des Hospizes. »Ich werde das nie vergessen.« In seinen letzten Lebensmonaten schuf Kardinal Bernardin ein Amt für todkranke Menschen, und er kümmerte sich bis zum letzten Tag um die Nöte anderer.[14]

Seine Geschichte ist den Jüngeren kaum noch bekannt, gab den Menschen damals aber die Gelegenheit, über den eigenen Tod nachzudenken. Wenn Menschen heutzutage darüber nachdenken, wie jemand an einer heimtückischen Krankheit stirbt, denken sie in der Regel an eine konkrete Person. »An eine Brustkrebspatientin, die mit 45 Jahren starb. Oder an einen Patienten mit einem Hirntumor«, sagt Joanne Lynn. »Wir alle kennen die Geschichten von Brittany Maynard und ihrem Brustkrebs, von Teddy Kennedy oder Senator McCain und ihren Hirntumoren.« Die Krankheiten mögen sich unterscheiden, aber all diese Geschichten folgen demselben Muster: Ein Leben bei guter Gesundheit wird durch die tödliche Diagnose getroffen. Es folgt eine schnelle Verschlechterung und ein relativ rascher Tod. »Solche Geschichten lassen sich gut erzählen, sie sind edel und rühren uns. Aber welche Geschichten erzählen wir über Menschen, die an Demenz erkrankt sind?«

Einige Filme haben sich in letzter Zeit des Themas angenommen, dennoch ändert sich nur langsam die verbreitete Annahme darüber, wie wir sterben werden. Jetzt kümmert sich die Generation der Babyboomer um ihre alten oder sterbenden Eltern, und das ist eben nicht so, wie viele es erwartet haben. Vielleicht dachten sie, sie hätten wenigstens ein paar Wochen Zeit, um alte Konflikte beizulegen, oder die Eltern würden ihnen noch ein paar Weisheiten mit auf den Weg geben oder große Ankündigungen machen. Dann begriffen sie, dass die Eltern an Demenz litten und die Gelegenheit, miteinander zu sprechen, längst vorbei war. Wenn Menschen ihre Eltern beobachten, erkennen sie oft, dass der eigene Tod wohl kaum so stattfinden wird, wie sie es sich vorgestellt haben.

Aber nicht nur beim Sterbeverlauf Demenz gibt es kein kulturelles Bewusstsein, das gilt auch für jede andere »schwierige« Art zu sterben, wie Gebrechlichkeit, chronisch-obstruktive Lungenerkrankungen, Herz- oder bestimmte Krebserkrankungen. Es ist heute wahrscheinlicher, dass wir an einer dieser Krankheiten sterben, allerdings hatten wir noch keine Zeit, diese in unserem kulturellen Bewusstsein zu verankern.

Sterbeverläufe

In ihrem Klassiker *Time for Dying*[15] versuchen die Soziologen Barney Glaser und Anselm Strauss, die Kluft zwischen unserer Vorstellung über den Tod und dem, was realistisch gesehen passieren wird, zu beleuchten. Sie befassen sich mit den Erwartungen medizinischer Experten und der Realität von Patienten in Krankenhäusern, und sie fragen auch: Wie viel Kontrolle haben Patienten darüber, wie schnell ihre Krankheit voranschreitet oder wie sie sterben? Das hängt zumindest teilweise von dem eintretenden Sterbeverlauf ab, also dem Muster, nach dem jemand allmählich oder schnell dem Tod näher kommt. Seit den Untersuchungen von Glaser und Strauss haben sich auch andere

Forscher, darunter Lynn, mit Sterbeverläufen beschäftigt. Lynn und ihre Kollegen versuchten zu verstehen, wie übergeordnete Todesmuster aussehen, damit das Gesundheitssystem besser darauf eingehen und mit dem Patienten umgehen könne. »Wir sind der Meinung, dass man vermutlich beinahe allen Menschen fast jederzeit eine gute gesundheitliche Versorgung bieten kann, wenn man Sterbeverläufe gut begleiten kann.« Denn auch wenn sich die Verläufe in Anzahl und genauer Form unterscheiden, so folgen sie meist gewissen Grundmustern.

Sterbeverlauf 1: Plötzlicher Tod

Der plötzliche Tod ist in unserer Gesellschaft sehr viel seltener als andere Todesarten. Ungewollte Verletzungen sind der dritthäufigste Todesgrund. Herzinfarkte können nach wie vor tödlich sein, können heute aber oft mit Operationen oder der richtigen Medikation behandelt werden. Und das bedeutet, sie führen deutlich seltener zu einem schnellen, unerwarteten Tod, als das früher der Fall war. Natürlich sterben nach wie vor Menschen an Herzerkrankungen oder Infarkten. Sie sterben durch traumatische Verletzungen bei Autounfällen, sie sterben durch Stürze. Sie sterben an einer Überdosis, durch Gift oder Schusswunden. Sie werden ermordet oder begehen Selbstmord. Die tatsächliche Todeserfahrung ist dann natürlich kurz.

Weltweit ist der Herztod die häufigste Ursache eines plötzlichen Todes, oft wird dann von einem Herzanfall gesprochen. Dieser kann verschiedene Ursachen haben. Bei einer koronaren Herzerkrankung z. B. hat sich jahrelang Cholesterol in den Herzarterien abgelagert. Vielleicht haben die Patienten immer wieder Schmerzen in der Brust (Angina pectoris), die sich bei körperlicher Anstrengung verstärken, vielleicht folgt dann ein Herzanfall, während dessen der Patient bei Bewusstsein bleibt, den Notarzt ruft und behandelt wird. Solche Herzanfälle sind nicht zwingend tödlich. Die meisten Patienten können das Krankenhaus nach wenigen Tagen verlassen.

Eine andere Herzerkrankung ist so ernst, dass die Blutversorgung des Herzmuskels plötzlich unterbrochen wird. Ärzte sprechen dann vom Herzstillstand oder einem Herzinfarkt. Patienten erholen sich meist nicht mehr vollständig. Wer an einem Herzinfarkt stirbt, leidet wahrscheinlich nicht oder bekommt gar nicht erst mit, dass er stirbt. Die meisten werden bewusstlos, weil die Herzkranzgefäße sich verschließen und das Herz nicht mehr genügend Blut durch den Körper pumpen kann. Man kann nicht mehr als eine oder zwei Sekunden bei Bewusstsein bleiben, wenn das Herz zu schlagen aufhört. Das Hirn wird von der Blut- und Sauerstoffversorgung abgeschnitten. Dieser Tod tritt in der Regel sehr schnell ein, wer ihn erleidet, spürt wahrscheinlich nichts.

Im Gegensatz dazu sind Menschen, die einen Schlaganfall erleiden, sehr wach. Ein Schlaganfall wird durch den Verschluss einer Arterie im Gehirn verursacht, und er ist fast immer auf eine Körperhälfte beschränkt. Am Schlaganfall selbst stirbt man nicht, aber seine Folgen können tödlich sein. Wenn Schlaganfallpatienten sterben, ist der Tod in der Regel relativ schmerzfrei. Sie spüren vielleicht Kopfschmerzen, können verwirrt sein oder Wortfindungsstörungen haben, sie können sich schwach fühlen oder Sehprobleme haben, aber starke Schmerzen haben sie meist nicht.

Ärzte in Notaufnahmen sehen noch weitere Verletzungen, die zu einem raschen Tod führen können. Die meisten dieser Patienten sind nicht bei Bewusstsein oder werden rasch bewusstlos. Bei schweren Autounfällen sind traumatische Hirnverletzungen die Regel, Betroffene werden sofort bewusstlos. Wahrscheinlich merken sie nicht, was geschieht, und haben keine Schmerzen – sie wissen auch nicht, dass sie sterben.

Nur wenige Unfälle sind so schwer, dass sie zum Tod führen, aber keine Hirnschädigung zur Folge haben. Wenn jemand etwa aus großer Höhe fällt, erleidet er wahrscheinlich einen Beckenbruch und zahlreiche Blutungen, und verblutet rasch. Der Patient ist abwechselnd bei Bewusstsein und bewusstlos. Das allerdings kommt sehr selten vor.

Wenn ein Unfall so schwer ist, dass er vermutlich tödlich ausgeht, geht er fast immer mit Hirnschädigungen einher.

Wer eine Kopfschusswunde erleidet, hat kein Bewusstsein dessen mehr, dass er stirbt. Bei einer Schusswunde, die tödlich ist, aber nicht den Kopf betrifft, wäre der Patient bei Bewusstsein, spürte starke Schmerzen und wohl auch den Schock über das, was passiert ist. Nach kurzer Zeit würde er aber bewusstlos, weil der Sauerstoffgehalt im Gehirn sinkt.

Das Wichtigste, was wir uns klarmachen sollten, ist, dass es keinen Grund gibt anzunehmen, Patienten in einer Notaufnahme stürben unter Schmerzen. Entweder ist der Tod wegen der Natur der Verletzung nicht schmerzhaft, oder die Ärzte intervenieren mit Medikamenten. Dass die meisten schnellen Tode in einer Notaufnahme in der Regel schmerzfrei sind, liegt aber nicht an Interventionen oder daran, dass Ärzte irgendetwas tun, sie sind einfach die physische Antwort auf all das, was bei den letzten Schritten geschieht – Mangel an Sauerstoff, ins Koma fallen usw., so Jeremy Brown: »Im Koma ist man sich weder seiner selbst noch der Umgebung, in der man sich befindet, bewusst.«

Bei tödlichen Verletzungen, die nicht in einer Notaufnahme behandelt werden, sondern sich irgendwo draußen ereignen, sieht die Sache etwas anders aus. Wer sich etwa bei einem Sturz vom Pferd das Genick bricht, ist vielleicht noch wenige Sekunden bei Bewusstsein, weil das Herz noch schlägt, aber man wäre vom Nacken abwärts vollständig gelähmt. Da man aber nicht mehr atmet, würde man nach 30 bis 60 Sekunden ins Koma fallen und schließlich sterben, weil das Gehirn nicht mehr mit Sauerstoff versorgt wird.

Wer eine tödliche Hirnverletzung erleidet, verliert sofort das Bewusstsein und wird daher nichts mehr spüren. Wer aber verblutet, wird eine Art von Unschärfe spüren, in denen er zwischen unbewusst und bewusst driftet. In den wenigen klaren Momenten ist man sich aber kaum seiner Situation bewusst.

Wie auch immer, wenn man so stirbt, wie in diesem Abschnitt beschrieben, wird der Tod kaum dem gleichen, was man in Film und

Fernsehen zu sehen bekommt. Brown sagt: »Ich kann mich an keinen Fall erinnern, in dem ein Patient mit einer tödlichen Verletzung so bei Bewusstsein gewesen wäre, dass er alles um sich herum mitbekam, dann die Augen schloss und so verstarb, wie es jemand im Film auf dem Schlachtfeld tut, in den Armen eines Kameraden. Möglich ist es, aber ich habe es noch nie erlebt.« Der zweite Sterbeverlauf hingegen ist der, der am meisten dem Sterben ähnelt, wie wir es aus Büchern oder Filmen kennen.

Sterbeverlauf 2: Krebs

Nachdem meiner Mutter klargeworden war, dass ihre Krebserkrankung tödlich verlaufen würde, ging ihr Leben noch einige Jahre relativ normal weiter. Sie und mein Vater luden Gäste zum Abendessen ein, besuchten Freunde und Familienangehörige, bereisten andere Länder, packten schließlich Hab und Gut zusammen und zogen nach Colorado, um mir, meinem Bruder und dessen Familie näher zu sein. Nach dem Umzug ging die Chemotherapie meiner Mutter weiter, genauso wie all ihre Aktivitäten. Sie erledigte die Buchhaltung für das Unternehmen meines Vaters, arbeitete in der Stadtbibliothek und engagierte sich im Hospiz. Sie und mein Vater machten täglich einen Spaziergang, meist mit einigen Nachbarn, Hunden und diversen anderen Familienmitgliedern, die gerade Zeit hatten. Sie wanderten zu einem nahegelegenen Berg und umrundeten den Steinhügel auf seiner Spitze. Nach einer Weile legten sie jeden Tag einen Stein auf den kleinen Hügel – vielleicht ein Glücksbringer für die Gesundheit meiner Mutter. In den letzten acht bis zehn Monaten ihres Lebens verlor meine Mutter sichtlich an Energie. Sie schaffte den Weg zu dem Steinhügel nicht mehr. Die täglichen Spaziergänge wurden kürzer, bis sie nur noch den kurzen Weg bis zum Fuß des Hügels ging. Sie blieb mehr zu Hause und lud weniger Gäste ein. Während ihrer letzten Australienreise mit meinem Vater blieb sie die meiste Zeit im Hotel, ruhte sich aus oder suchte sich eine nahegelegene Bank zum Lesen. Nach ihrer Rückkehr war sie sehr erschöpft. Und nur einen Monat später starb sie.

Was meine Mutter erlebt hat, ist ziemlich typisch für den zweiten Sterbeverlauf, in dem die Gesundheit eines Menschen lange relativ stabil bleibt, sich dann aber in den letzten fünf bis sechs Monaten konstant verschlechtert und schließlich rapide abnimmt.

Nicht alle Krebserkrankungen folgen diesem Verlauf, aber doch so viele, dass man diesen Verlauf den »Krebsverlauf« nennt. Viele Patienten mit metastasierendem Krebs können bis wenige Monate vor ihrem Tod ziemlich unabhängig leben – sie können laufen, Auto fahren und an vielen Aktivitäten teilnehmen –, oft noch etliche Jahre nach der Diagnose. Manche gewöhnen sich so sehr an das Leben mit einer tödlichen Krankheit, dass sie erneut völlig geschockt sind, wenn sich ihr Zustand rapide verschlechtert. Anne Rossignol, Palliativärztin am Durango Hospital, spricht von der »Krebsklippe«. Danach wollen die Patienten nur noch im Bett liegen und gar nichts mehr tun.

Meine Mutter erhielt die Diagnose metastasierender Brustkrebs. Ich fragte Rossignol, was sie solchen Patienten in Sachen Lebenserwartung sagt. »Jeder Mensch ist anders«, lautete ihre Antwort. »Es gibt aber einige sehr typische Veränderungen. Dein körperlicher Zustand wird mit der Zeit schlechter. Es wird dir schwerer fallen, aktiv zu sein. Du verlierst den Appetit. Wenn der Krebs auf Lunge und Gehirn übergeht, was häufig passiert, hast du vielleicht Schwierigkeiten beim Denken. Du könntest Gleichgewichtsstörungen bekommen, je nachdem, welcher Teil des Gehirns betroffen ist. Du wirst vielleicht kurzatmig und brauchst irgendwann Sauerstoff. Wenn die Krankheit weiter voranschreitet, wenn du über die ›Krebsklippe‹ gestürzt bist, hast du vielleicht mehr Schmerzen. Wahrscheinlich wirst du dich weniger mit deiner Familie beschäftigen. Vielleicht wirst du sehr schläfrig, legst dich ins Bett und stehst nicht wieder auf.«

Menschen, deren Krankheit diesem Muster folgt, tun sich relativ leicht damit, liebevolle Pflege zu finden, meint Lynn. Wie auch meine Mutter so »werden die meisten Krebspatienten gut von ihren Familien, Freunden und der Gemeinschaft unterstützt, und richtig krank sind sie in der Regel nur wenige Monate. Fast alle Familien und Gemeinschaften können das ein paar Monate tragen.«

Für Ärzte ist schwer vorhersehbar, wann der Sterbeverlauf sich drastisch absenken wird; wenn er es aber tut, wissen sie, dass Patienten nur noch wenige Monate Lebenszeit haben. Deshalb können diese Patienten in ein Hospiz aufgenommen werden. Denn hier ist eine Voraussetzung, dass es keine Heilungsaussicht mehr gibt und der Patient in absehbarer Zeit stirbt. In den USA gilt, dass zwei Ärzte dem Patienten unabhängig voneinander eine maximale Lebenserwartung von sechs Monaten attestieren. Jahrelang litten die meisten Patienten in den amerikanischen Hospizen an Krebs, auch wenn diese Aussage heutzutage nicht mehr gültig ist.[16]

Doch auch bei Krebspatienten kann man nicht genau vorhersehen, wie viele Monate sie noch leben werden. Bei Patienten, deren Sterben dem dritten oder vierten Verlauf folgt, sind die Vorhersagen noch schwieriger. Das bedeutet, dass es viel schwieriger ist, für oder rund um das Sterben zu planen, einen Hospizplatz zu suchen und die belastenden Besuche in der Notfallaufnahme zu vermeiden. Natürlich macht es das auch für Familienangehörige schwieriger, sich mit der Tatsache abzufinden, dass eine Krankheit tödlich ist.

Keiner weiß, wann im Leben die Endhaltestelle erreicht ist

Vor etwa drei Jahren wurde ich als Ehrenamtliche einer Hospizpatientin zugeteilt, die kurz vor ihrem 100. Geburtstag stand. Als ich sie das erste Mal besuchte, fiel mir ihre Gebrechlichkeit auf: Sie wog kaum mehr als 45 kg und litt an Demenz. Sie hatte immer wieder lichte Momente, verbrachte aber die meiste Zeit schlafend, halluzinierend oder in Gesprächen mit Menschen, die längst gestorben waren. Ins Hospiz war sie gekommen, weil ihr Arzt davon ausging, sie werde in den nächsten 6 Monaten sterben. Hätte mich damals jemand gefragt, hätte ich vermutlich gesagt, sie stirbt vor meinem nächsten Besuch eine Woche später. Die Patientin, die inzwischen wieder aus dem Hospiz entlassen wurde, lebt noch immer.

Niemand möchte Patienten und ihren Angehörigen das Leid und die Verunsicherung einer falschen Prognose zumuten. Deshalb vermeiden Ärzte es, sich bei Prognosen zu genau festzulegen. Joanne Lynn ist der

Ansicht, dass die 6-Monats-Prognose praktisch bedeutungslos ist, weil es keine allgemein gültige statistische Basis dafür gibt, wie sie auszulegen ist. Basiert die Prognose auf der Annahme, dass eine knappe Mehrheit von 51 Prozent der Menschen mit dieser Diagnose innerhalb von 6 Monaten stirbt? Oder ist es die Erwartung, dass 90 oder sogar 99 Prozent der Menschen innerhalb dieses Zeitraums sterben werden? »Niemand hat Lust, sich mit diesen Fragen zu beschäftigen. Deshalb haben wir keine Daten, aber wir meinen gutgläubig, dass Ärzte schon wüssten, wann im Leben die Endhaltestelle erreicht ist. Dabei haben manche Leute eine fortschreitende Krankheit, die ihren ganz eigenen Zeithorizont hat«, meint Lynn. Die Schätzung, wann jemand sterben wird, ist besonders schwierig bei Patienten mit dem dritten Sterbeverlauf.

Sterbeverlauf 3: Organversagen

Der dritte Verlauf – ein ständiges Auf und Ab – ist typisch für Herzversagen und chronische Lungenkrankheiten wie COPD. Im Alltag geht es den Patienten meist recht gut, bis sich ihr Zustand plötzlich vorübergehend verschlechtert. »Wer an einer Herz- oder Lungenkrankheit leidet, fühlt sich meist ausgeglichen, bis unvermittelt etwas passiert: Man isst eine Brezel und erleidet eine Herzrhythmusstörung. Man hat eine Erkältung und kann auf einmal nicht mehr richtig atmen«, erklärt Joanne Lynn. »Quasi eine vorübergehende Katastrophe. Manchmal geht es einem hinterher so wie vorher, manchmal aber eben auch deutlich schlechter.«

Folglich sterben Patienten mit diesem Verlauf verhältnismäßig oft auf einer Intensivstation. Oft erhalten sie massive Last-Minute-Therapien, die unnötig sind und häufig nicht einmal den Wünschen des Patienten entsprechen. Marian Grant beschreibt eine Patientin, die in sechs Wochen siebenmal ins Krankenhaus eingeliefert wurde. »Sie wählte immer wieder den Notruf, wurde ins Krankenhaus gebracht, man behandelte sie dort und schickte sie wieder nach Hause. Nach wenigen Tagen rief sie wieder an und das Spiel ging von vorn los«, erzählt sie. »Es war verrückt. Aber wir hatten kein Therapiekonzept, in das wir sie hätten integrieren können. Sie und ihre Familie lehnten ein Hospiz ab, weil sie nicht davon ausgingen, dass sie sterben werde. Doch genau das tat sie natürlich.«

Wie fühlt sich das Sterben in diesem Verlauf an? Wenn man unter Herzversagen leidet, versagt die »Pumpe« des Körpers. Je schlechter sie arbeitet, desto mehr Symptome treten auf: Atemnot, Flüssigkeit in der Lunge und im Gewebe. Wenn man dann keine Pflege zu Hause hat oder in palliativer Pflege ist, geht man im Krankenhaus ein und aus, auch dann, wenn man in Sachen Krankheit alles richtig macht. Das Gleiche gilt für Patienten mit COPD und überhaupt allen Lungenkrankheiten: Die Lungen versagen. Man bekommt schneller eine Lungenentzündung und auch hier ist man immer wieder im Krankenhaus. Mit jedem Krankenhausaufenthalt verschlechtert sich der Zustand ein wenig.

Ärzte waren früher weniger bereit, ihren Patienten zu sagen, dass ihr Zustand zum Tode führen werde, sagt Joanne Lynn. Sogar, wenn ein Patient so krank war, dass er im Bett nicht mehr atmen konnte, dachten viele, das sei jetzt halt so und damit müsse man leben, »und dann passierte etwas wirklich Schlimmes.« Patienten dachten, sie bekämen eine übliche Diagnose wie Krebs, obwohl sie bereits an einer tödlichen Krankheit litten. Das hat sich in den letzten 15 bis 20 Jahren geändert. Ärzte sagen ihren Patienten, dass sie an einer tödlichen Krankheit leiden, und diese Information ermöglicht es ihnen, eine Wahl zu treffen. Sie können beschließen, eine aggressive Behandlung fortzusetzen, sie können für die Zukunft alles regeln, wichtige Gespräche mit ihrer Familie führen. Patienten mit Lungenkrankheiten können entscheiden, ob sie Sauerstoffgeräte oder Infusionen haben oder auf eine Organtransplantationsliste gesetzt werden möchten. Aggressive Behandlungsmethoden funktionieren oft relativ lange. »Ich sage nicht, dass sie schlecht sind, ich finde nur, Patienten sollten heute die Wahl haben, ob sie das wollen oder nicht«, meint Lynn.

Trotzdem verstehen viele Patienten nicht, dass sie todkrank sind. 2015 interviewte eine Gruppe schottischer Ärzte Patienten in allen Sterbeverläufen[17], um herauszufinden, wie sie mit einer tödlichen Diagnose lebten. Sie kamen zu dem Ergebnis, dass Patienten des dritten Verlaufs sehr zögerlich waren, die Realität des bevorstehenden Todes anzuerkennen und, anders als die Ärzte und das Pflegepersonal, ihren Zustand auch nicht als tödlich ansahen. Viele meinten nur, sie würden eben älter.

Ähnlich ist es auch bei Patienten des vierten Sterbeverlaufs. Sie wissen einfach nicht, dass sie sterben.

Sterbeverlauf 4: Gebrechlichkeit

»Wann stirbt jemand? Selbst das lässt sich nicht mehr klar beantworten«, sagt Anne Rossignol. »Wir erleben diese Patienten im Krankenhaus und fragen uns: Sterben sie? Sterben sie nicht? Wo genau stehen wir in diesem Prozess?«

> Als meine an COPD erkrankte Mutter im Hospiz war, stürzte sie. Sie war zierlich und sehr gebrechlich. Sie war 90 und brach sich die Hüfte. War sie über den Hund gestolpert? Über ihre Sauerstoffflasche? Es spielte keine Rolle, jedenfalls war sie gestürzt. Natürlich sagte ich nicht: »Du wirst an diesem Sturz sterben«. Ich wusste, dass es so sein würde, aber meine Mutter hätte es nicht verkraftet. Sie hätte nicht gewusst, wie es nun weitergehen würde. So hatte sie nie gelebt. Meine Mutter mit ihren acht Kindern hatte die Dinge immer fein säuberlich getrennt. Alles, was ich sagen konnte, war: »Wir werden das nicht mehr in Ordnung bringen können. Wir sind in einer ganz schön schwierigen Situation, denn du bist zu schwach für eine Operation.« Das verstand sie. »Wir sind in einer schwierigen Situation. Ich werde nicht zulassen, dass du Schmerzen hast. Du bleibst hier zu Hause. Wir kümmern uns um dich und wir werden alle hier sein.« Das verstand sie. Sie wusste, dass sie sterben würde. Ich musste ihr nicht sagen: »Du wirst sterben.« Denn das passte nicht zu meiner Mutter. Jeder Mensch ist anders, und meiner Meinung nach sind manche einfach unglaublich intuitiv und andere überhaupt nicht.
>
> *Michelle Appenzeller,*
> *Klinische Leitung des Mercy-Hospizes in Durango*

Die Todesursache der meisten Amerikaner hat nicht einmal einen Namen: Nach Jahren der sich verschlechternden Gesundheit und gezeichnet von Altersschwäche werden viele Menschen einfach gebrechlich. Ein Zustand, in dem wir »in einer sehr zerbrechlichen Balance mit unserer Umgebung sind, und das für eine relativ lange Zeit«, erklärt Lynn. »Und im Kern warten wir darauf, dass uns etwas Kleines umhaut, weil wir nur noch wenig Widerstandskraft haben, oder darauf, dass der Körper endgültig aufgibt.« Viele Ärzte erkennen Gebrechlichkeit aber nicht als Syndrom an, sagt Lynn. Weil Gebrechlichkeit nie auf Totenscheinen steht, ist sie auch nicht Gegenstand der Arbeit des *Centers for Disease Control CDC*[18] und steht nicht auf der Präventionsliste führender Todesursachen. Bei Organversagen ist die tatsächliche Todesursache nicht notwendigerweise etwas Tödliches, wie etwa ein kleiner Herzinfarkt, ein Schlaganfall oder eine Erkältung. »Und so werden die meisten von uns sterben«, sagt Lynn. »Wir erliegen den Komplikationen von etwas sehr Trivialem, der Arzt wird es nicht mal auf den Totenschein schreiben, denn wie klänge das denn – gestorben an einer Erkältung?«

Ein Grund, warum so viele Menschen an Gebrechlichkeit sterben, ist die gestiegene Lebenserwartung und die Tatsache, dass wir mit mehr chronischen Krankheiten überleben. »Im Jahr 2025 wird der Anteil der über 60-Jährigen in den Industrienationen bei 30 Prozent liegen, in weniger entwickelten Ländern bei 15 Prozent«, sagt der Psychiater und Forscher Joao Solano[19]. »Die gestiegene Lebenserwartung ist uns willkommen, aber sie ist der Grund dafür, dass immer mehr Menschen an chronischen und nicht an akuten Krankheiten sterben. Normalerweise haben sie bereits mehrere Jahre lang verschiedene Symptome gehabt.«

In einem Blogartikel[20] beschreibt Lynn, wie dieser Sterbeverlauf bei ihrer 90-jährigen Mutter aussieht: »Sie hat fast die Hälfte ihres Gewichts verloren, kann kaum noch allein aufstehen, hat eine Vielzahl von Symptomen mit nicht behandelbaren Krankheitsursachen, aber Herz, Lunge, Nieren und Leber funktionieren noch so gut, dass sie noch eine Weile leben wird.« Die Mehrheit der amerikanischen Bevölkerung kann sich, wie Lynns Mutter, in den beiden letzten Lebensjahren auf Pflege durch andere verlassen. Zwei Jahre. Jemand, der an Demenz stirbt, braucht vielleicht mehr als acht Jahre Pflege, jenseits des Punktes, an dem Familie und Freunde ausgepowert sind und nicht mehr können. Diese Patienten brauchen viel mehr tägliche Pflege, sie müssen gebadet, angekleidet und gefüttert werden, und das über größere Zeiträume als Patienten in den anderen Sterbeverläufen.

Unser Gesundheitssystem ist aber nicht ausgerichtet auf Menschen, die an Gebrechlichkeit, Demenz oder anderen Krankheiten dieses vierten Verlaufs sterben, sagt Lynn, glaubt aber, das ändere sich gerade. »Allmählich kommen wir dorthin, es wäre aber wichtig, dass dies schneller geschieht, denn wir machen einen großen Fehler. Wir muten Patienten und ihren Angehörigen Leid zu, obwohl wir das nicht wollen, aber – wir haben es nie anders gelernt.«

Lynn und ihre Forscherkollegen haben die Sterbeverläufe entwickelt, weil sie hoffen, damit das Leid verhindern zu können. Sie glauben, diese Verläufe erlauben es den Entscheidungsträgern im Gesundheitswesen, für verschiedene Todesarten unterschiedlich gewappnet zu sein. Die Verläufe können aber auch jedem Patienten individuell helfen, nachzudenken und auf das Gesamtbild zu schauen: Woran lässt sich erkennen ob man schon in der Abwärtsbewegung ist oder nicht? Oder darüber, wie die verbleibenden Tage oder Monate aussehen werden?

Auch wenn Sterbeverläufe eine gewisse Prognose geben, so ist doch einer der zentralen Hinweise auf den eigenen Tod die spezifische Verfassung, in der man sich befindet.

Wie stark beeinflussen Krankheiten die Art des Sterbens?

Jedes Jahr gibt das CDC eine Liste der zehn häufigsten Todesursachen in den USA heraus. Die aktuelle Liste von 2018 basiert auf den Erhebungen von 2016[21], beginnend mit der häufigsten Todesursache:

1. Herzerkrankungen
2. Krebs
3. Ungewollte Verletzungen
4. Chronische Erkrankung der unteren Atemwege (COPD, Bronchitis, Asthma etc.)
5. Herzinfarkt
6. Alzheimer
7. Diabetes
8. Grippe und Lungenentzündung
9. Nierenerkrankungen
10. Selbstmord

In Deutschland übernimmt diese Funktion das Statistische Bundesamt, das für das Jahr 2019 folgende häufigsten Todesursachen in Deutschland angab (basierend auf den Zahlen von 2017)[22]:

1. Chronisch-ischämische Herzkrankheit
2. Herzinfarkt
3. Lungen- und Bronchialkrebs
4. Demenz
5. Herzinsuffizienz
6. COPD
7. Hypertensive Herzkrankheit
8. Vorhofflimmern und Vorhofflattern
9. Pneumonie
10. Brustdrüsenkrebs

Schaut man sich die Zahlen des CDC genauer an, beginnt die Sicherheit der Liste zu schwinden. Das CDC schlüsselt die häufigsten Todesursachen nämlich auch nach Alter auf. Wer zwischen 45 und 64 Jahren alt ist, stirbt eher an Krebs als an Herzerkrankungen. Wer zwischen 15 und 34 stirbt, tut dies meist aufgrund von Gewalteinwirkung. In dieser Altersgruppe ist Selbstmord die zweithäufigste Todesursache, gefolgt von Mord. Wer zwischen 1 und 44 Jahren alt ist, stirbt am häufigsten durch ungewollte Verletzungen. Die CDC hat auch Daten zur sozioökonomischen Lage, dem Geschlecht und dem Wohnort.

Wenn du irgendwann stirbst, haben sich die Haupttodesursachen mit Sicherheit erneut verschoben. Wer hätte in den 1970er Jahren gedacht, dass AIDS in den 1990er Jahren so viele junge Menschen das Leben kosten würde? Und wie viele Menschen haben schon vom Zika-Virus gehört? Andere ernste Erkrankungen, die einst selten waren, können ein Land überschwemmen. Und gleichzeitig können neue Behandlungsmethoden und Medikamente oder der veränderte Lebensstil die Tödlichkeit von Krankheiten verringern, die aktuell die CDC-Liste anführen. Zwischen 2015 und 2016 stieg die Todesrate in drei Kategorien an: ungewollte Verletzungen, Alzheimer und Selbstmord, die aller anderen Top-Ten-Krankheiten sank im gleichen Zeitraum. Nachdem wirksame Behandlungsmethoden entwickelt worden waren, sank die Zahl der AIDS-Toten allmählich. Auch die Todesraten bei Herzkrankheiten und Krebs sinken. Vermutlich, weil die Behandlungsmöglichkeiten besser sind und weniger Menschen rauchen als noch vor einigen Jahren.

Aber wir alle müssen an irgendetwas sterben. »Wenn man also eine Todesursache ausrottet, schafft man damit eine neue«, erklärt James Hallenbeck in seinem Buch *Palliative Care Perspectives*[23]. Wenn die Forschung effektive Behandlungs- oder Präventionsmethoden für eine Erkrankung findet, steigen korrespondierend die Todesraten bei anderen Erkrankungen an. »Sogar so etwas Nützliches wie Anschnallgurte sind ›krebserregend‹, weil sie – indem sie die Gefahr des Todes bei einem Autounfall verringern – proportional die Wahrscheinlichkeit erhöhen, älter zu werden und an etwas anderem zu sterben, etwa an Krebs«, schreibt Hallenbeck.

Im Jahr 2018 lebten fünf Patienten in dem Hospiz, das ich besuchte. Einer hatte Bauchspeicheldrüsenkrebs, einer hatte metastasierende

Tumoren, einer hatte asmyotrophe Lateralsklerose (ALS, auch Lou Gehring's Krankheit genannt), einer hatte Prostatakrebs und der fünfte innere Blutungen. Jeder kämpfte mit anderen Symptomen und die Fähigkeit, normale, alltägliche Dinge zu verrichten, war bei ihnen allen in unterschiedlicher Weise beeinträchtigt. Anna, die Patientin mit den inneren Blutungen, war ans Bett gefesselt. Als sie im Hospiz ankam, suchte sie nach Gesellschaft. Sie plauderte mit den Ehrenamtlichen und Angestellten über Quilts, über ihre Heimkehr und ihren Hund. Wenige Wochen später schlief sie den größten Teil des Tages und brauchte auch beim Gang ins Bad Unterstützung. Alexander, der ALS-Patient, konnte seine Arme und Hände nicht bewegen, weil die Nerven stark geschädigt waren. Er brauchte Hilfe beim Essen und Trinken, aber auch beim Lesen seiner Mails oder beim Wechseln des TV-Senders. Felix, der Patient mit dem Bauchspeicheldrüsenkrebs, ging noch immer mit einem Freund, der seinen Rollstuhl schob, zum Essen in ein nahegelegenes Restaurant. Er litt aber auch an Schmerzattacken, während Anna immer sagte, sie habe keine Schmerzen und nehme keine Schmerzmittel. Wie viele Symptome und Beeinträchtigungen dieser Patienten waren durch ihre individuelle Konstitution bedingt, wie viele durch die Krankheit oder andere Faktoren?

Solano und seine Kollegen[24] verglichen die Symptome von Krebspatienten mit denen von Patienten mit Herzkrankheiten, AIDS, COPD oder Nierenkrankheiten. Es gab verschiedene Symptome, basierend auf den verschiedenen Krankheiten, die die Patienten hatten. Patienten mit Herzkrankheiten oder COPD brauchten mehr Unterstützung beim Atmen. AIDS-Patienten hatten häufiger mit Erbrechen, Schlaflosigkeit und Durchfall zu tun. Krebspatienten litten oft unter Anorexie. Die Forscher fanden heraus, dass es einige Kernsymptome gab, die alle aufwiesen. Mehr als 50 Prozent der Patienten litten unter Schmerzen, Müdigkeit und Atemlosigkeit. »Es scheint einen üblichen Weg zu geben, den Menschen mit bereits weit entwickelten und fortschreitenden Krankheiten gehen müssen«, schlossen die Forscher daraus.

Prof. Karen Steinhauser und ihre Co-Autoren führten eine Studie durch, in der sie Patienten mit drei schweren Krankheiten verglichen, und nannten den Untertitel *Does Diagnosis matter or is sick, sick?*[25]

(»Ist die Diagnose wichtig oder ist krank einfach krank?«, A.d.Ü.) Ihre Schlussfolgerung ist gleichzeitig ein Ja und ein Nein. Der Wohnort der Patienten, die Schwere der Krankheit und das emotionale und soziale Wohlbefinden der Patienten bestimmten ihre Erfahrungen mehr als die eigentliche Erkrankung. Die genaue Diagnose hatte deutlich geringere Auswirkungen auf das Leben der Patienten, so die Forscher.

Natürlich kommt es auf die Krankheit an. Ungefähr ein Jahr vor ihrem Tod ging es Krebspatienten besser als solchen mit Herzkrankheiten oder COPD. Die Forscher fanden heraus, dass die Situation sich in den letzten Lebensmonaten umdreht. Krebspatienten können dann schlechter allein leben als Patienten mit Herz- oder Lungenkrankheiten.

Prof. Joan Teno[26] kam zu einer ähnlichen Schlussfolgerung, als sie und ihre Kollegen untersuchten, wie stark die Fähigkeit von todkranken Patienten, am Alltag teilzunehmen, abnahm. Patienten, die an Diabetes, Herz- oder Lungenkrankheiten litten, hatten ca. ein Jahr vor ihrem Tod mehr Schwierigkeiten in der Bewältigung des Alltags als Krebspatienten. In den letzten Monaten vor ihrem Tod aber hatten Krebspatienten die meisten Schwierigkeiten damit. 14 Prozent der Krebspatienten in der Studie hatten im letzten Lebensjahr Probleme damit, das Bett allein zu verlassen oder allein von einem Stuhl aufzustehen – verglichen mit 35 Prozent der Patienten mit den anderen Krankheiten. In den letzten Monaten kämpften 63 Prozent der Krebspatienten damit, verglichen mit 50 Prozent der anderen Patienten.

Auch wenn Menschen an sehr unterschiedlichen Todesursachen sterben, gibt es nur wenige Wege zum Tod – Marian Grant geht von vielleicht zwanzig oder dreißig aus. Unabhängig von der Krankheit haben viele Patienten mit tödlichen Krankheiten in den letzten Monaten viele Gemeinsamkeiten.

Der richtige Zeitpunkt ist entscheidend

Als Lynn und ihre Forscherkollegen ihre Studien begannen, deren Ergebnis die Sterbeverläufe sind, wollten sie die Gesundheitsfürsorge für Sterbende verbessern, indem sie mehr in der Business-Terminologie dachten. »Wenn du im Vorstand des Marriott-Hotels bist, würdest du darüber nachdenken, welche Bevölkerungsgruppen unser Hotel nutzen, Business-Hotels würden anders aussehen als Urlaubshotels und wiederum anders als Motels an Raststätten. Die Frage wäre immer: Welche spezifischen Anforderungen haben Menschen in den unterschiedlichen Situationen?«, erklärt Lynn.

Die Forscher fanden schnell heraus, dass Zeit eine größere und wichtigere Rolle spielt als die genaue Art tödlicher Krankheit, die der Patient hat. Je nachdem, wie lange Patienten schon Probleme gehabt hatten, selbständig zu leben, waren ihre Bedürfnisse sehr unterschiedlich. Wer relativ schnell starb, nach dem Muster des ersten oder zweiten Sterbeverlaufs, brauchte für wesentlich kürzere Zeit Pflege und Hilfe als jemand, dessen Sterben sich länger hinzog. Jemand, der viele Jahre an Demenz leidet, braucht Unterstützung dabei, so lange wie möglich an bedeutungsvollen Aktivitäten teilzunehmen. Und er wird auch Hilfe beim Waschen, Anziehen und Essen benötigen.

Patienten spüren selbst, dass die Zeit zwischen Diagnose und Tod immer länger wird. Das liegt an den Möglichkeiten der modernen Medizin. Wir scheinen die Schwelle verbreitert zu haben, auf der sich Menschen zwischen Leben und Tod bewegen – die Zeit, in der sie über ihre tödliche Krankheit Bescheid wissen, aber noch sehr lebendig sind. Dieser existenzielle Schlag verändert dein Leben für immer. Aber stirbst du, weil du weißt, dass du eine tödliche Krankheit hast? Oder lebst du nun anders, irgendwo zwischen Leben und Tod?

3 Nach der Diagnose: Im Land der Lebenden und der Toten

Meine Mutter erhielt die Diagnose Brustkrebs im vierten (und letzten) Stadium, nachdem sie tapfer die Bestrahlungen, Chemotherapie und eine zweifache Mastektomie überstanden hatte. Sie und mein Vater gingen zu einer letzten Untersuchung zu Brenda, ihrer Onkologin. Es war ein freundschaftlicher Besuch, die drei unterhielten sich über die Fortschritte meiner Mutter und ihren offensichtlich guten Gesundheitszustand in dem Jahr seit der letzten Behandlung, über den geplanten Umzug meiner Eltern nach Colorado, über Brendas bevorstehenden Wechsel an ein anderes Krebszentrum. Sie waren schon bei der Verabschiedung, als Brenda einfiel, dass sie die Ergebnisse des letzten Scans noch nicht geprüft hatte. Sie verließ das Untersuchungszimmer und versprach, gleich wieder da zu sein. Als sie zurückkam, trug sie einen grimmigen Ausdruck im Gesicht: Der Krebs meiner Mutter wuchs nicht nur, er hatte jetzt auch die Leber befallen. »Meine Leber sah aus wie das gefleckte Fell einer Hyäne«, würde meine Mutter später schreiben.

Weder Brenda noch sonst jemand konnten ihr sagen, wie viel Lebenszeit ihr noch blieb. Chemotherapien können zwar das Krebswachstum aufhalten und die Anzahl der Tumore reduzieren, aber meine Mutter verstand nun, dass die Krankheit sie töten würde. In dieser seltsamen und ungewissen Situation ist sie nicht allein: Hunderttausende Amerikaner leben mit einer tödlichen Diagnose. In einem Bericht über die Erfahrungen mit Patienten im vorgerückten Krebsstadium schreiben die Palliativspezialisten Gary Rodin, Rinat Nissim und Sarah Hales vom »Land der Lebenden/Toten.« Die Patienten ihrer Studie beschreiben diesen Zustand als »unnatürlichen Ort, weil er eine neue Beziehung mit der eigentlichen Endlichkeit bedeutet.«[27] Die Patienten erwarteten den Tod, und sahen ihn als natürlichen Bestandteil des Lebens, aber es war der Zustand auf der Schwelle, der sich fremd und unnatürlich anfühlte. »Was sie unnatürlich und fremd am Land der

Lebenden/Toten empfanden, war das beständige Wissen darum, auf der Schwelle des Todes zu stehen.« Damit zu leben war sonderbar, kaum in Worte zu fassen, weit weg von all ihren eigenen Erfahrungen und denen der Menschen um sie herum.

Nach ihrer tödlichen Diagnose lebte meine Mutter noch viereinhalb Jahre. Hätte man einen von uns gefragt – meinen Vater, meine Mutter, den Rest der Familie, Freunde –, ich glaube, niemand von uns hätte vorhersagen können, was diese viereinhalb Jahre bedeuten würden. Wir ahnten weder die Frustrationen noch die Schwierigkeiten. Wir sahen nicht, wie viele Erlebnisse wir noch gemeinsam teilen würden, wie die Radtour durch Holland, Wandertouren in den Bergen oder viele Familien-Brunches. Weder die Bereicherung noch die Freude dieser Zeit haben wir erwartet.

Nach der tödlichen Diagnose – was nun?

In unserer Kultur scheint es nur zwei Kategorien menschlichen Lebens zu geben, schreibt Joanne Lynn: Entweder ist man halb unsterblich oder man tut gerade seinen letzten Atemzug.

> Man hört Menschen über jemanden mit Lungenkrebs sagen: »Er stirbt noch nicht.« Meistens bedeutet das, dass der Patient noch nicht bettlägerig ist, noch kein Gewicht verliert und noch nicht unter starken Schmerzen leidet, wie man es erwarten würde, wenn er im Sterben liegt. Aber diese Umschreibung wird benutzt, als sei jemand entweder »vorläufig unsterblich« – der übliche Zustand aller Menschen – oder »sterbend«, was etwas völlig anderes ist, mit anderen Verpflichtungen und Beziehungen.[28]
>
> *Joanne Lynn, Ärztin im Hospiz und politische Beraterin*

Wer stirbt, von dem wird erwartet, dass er mit dem Leben abgeschlossen hat. Aber das ist, so schreibt Lynn, selten der Fall. Wer eine tödliche Diagnose erhalten hat, weiß auf irgendeiner Ebene, dass seine Krankheit früher oder später zum Tod führen wird. Aber dennoch haben sie noch so viel Leben vor sich. »Wir sind doch keine Halbtoten, die gar nichts mehr tun können«,[29] sagt ein Patient in der Studie des kanadischen Hospizpioniers Balfour Mount.[30]

Trotz des Siegeszuges und der Popularität der fünf Phasen des Trauerns nach Elisabeth Kübler-Ross[31] sollte man vorsichtig sein, das Trauern tatsächlich in fünf Phasen einzuteilen. Die Arbeit von Kübler-Ross war fundamental, weil sie die Aufmerksamkeit auf die Notlage von Menschen lenkte, die in Krankenhäusern starben, die nicht zugeben konnten, dass sie sterbende Patienten hatten. Sie ermöglichte der amerikanischen Öffentlichkeit, offener über den Tod und das Sterben zu sprechen, etwas, das viele seit der Mitte des 19. Jahrhunderts verlernt zu haben scheinen, als Sterbende aus den Häusern hinaus- und in die Krankenhäuser hineingebracht wurden. Doch Kübler-Ross' Stadien wurden als präskriptiv (vorschreibend) interpretiert, nicht als deskriptiv (beschreibend), als eine Art Liste der Schritte, die ein trauernder Mensch machen muss, um »richtig« zu trauern. Zunächst kommt das Leugnen, dann Zorn, danach Verhandeln, Trauer und Depression, und schließlich Akzeptanz. Aber so funktionieren Menschen nicht. Die Reaktionen der Trauer folgen keinem festgelegten Muster. Und wer eine davon einmal erlebt, etwa das Leugnen, der kann sie durchaus erneut erleben. Vielleicht verweigert man sich anfangs der Erkenntnis, dass die Krankheit nicht geheilt werden kann, dann akzeptiert man es, dann leugnet man es wieder und so weiter. Man kann bestimmte Phasen auch gar nicht erleben oder man erlebt Emotionen, die Kübler-Ross gar nicht beschreibt.

> Ich durchlebte die fünf Stadien des Trauerns nicht (ich bin nicht religiös, auf wen sollte ich wütend sein, mit wem hadern?). Für mich war das einfach ein Dauerzustand von »das ist beschissen«, doch es gab auch Licht. Als es mir in den ersten Tagen nach der Chemotherapie sehr schlecht ging, wäre ich lieber bei einem Autounfall auf dem Weg zur Behandlung gestorben. Bei weiterem Nachdenken aber kam ich darauf, dass es gar nicht so schlecht sei, sich verabschieden zu können, Zeit mit geliebten Menschen zu verbringen und persönlich, per Mail und Brief nette Worte mit Freunden und Kollegen auszutauschen.[32]
>
> *Frank Lederle*

Auch wenn Fehlinterpretationen der Kübler-Ross'schen fünf Trauerstadien das Bild von den tatsächlichen Erfahrungen Sterbender in Schieflage gebracht haben, so stützt die Forschung die Vorstellung nicht, man könne den Trauerprozess in einzelne Teile zerlegen, die sich jeweils sehr unterschiedlich anfühlen. E. Mansell Pattison beschreibt in *The experience of dying*[33] drei Hauptphasen: die akute Phase, die chronische Leben-Sterben-Phase und die Schlussphase. Zwischen dem anfänglichen Schock der tödlichen Diagnose (= die akute Phase) und dem existenziellen Schlag erfahren Menschen eine Art von mittlerer Phase, die von der Diagnosestellung bis zu den letzten Tagen ihres Lebens andauert. Pattison spricht vom »Leben-Sterben-Intervall«. Diese Bezeichnung betont eher die Zeit, die Bezeichnung seiner Kollegen »Land der Lebenden/Toten« den Ort. Beide aber machen klar, dass in dieser Phase die üblichen Maßstäbe des Lebens nicht gelten. Das Stadium kann sich anfühlen, als wäre man außerhalb von Raum und Zeit.

Die meisten von uns können damit rechnen, diese lange Sterbephase zu erleben, in der wir wochenlang, vielleicht sogar monate- oder jahrelang wissen, dass wir sterben werden.

Neuigkeiten aus dem Land der Lebenden/Toten

Es sieht fast so aus, als hätten Technologie und medizinischer Fortschritt das »Leben-sterben-Intervall« verlängert und als sei dieses in der westlichen Kultur sehr viel verbreiteter als etwa vor 100 Jahren. David Jones, Professor in Harvard, meint, es sei nahezu unmöglich, dies zu wissen. Denn die überlieferten Geschichten stammen von wohlhabenden, gebildeten Menschen und nicht von der breiten Masse der damaligen Bevölkerung.

Aber wir wissen, dass langandauernde tödliche Krankheiten nichts Neues sind. In Thomas Manns Roman *Der Zauberberg*[34] verbringen Tuberkulosepatienten Monate oder sogar Jahre in einem Sanatorium in den Schweizer Alpen. Gekommen sind sie mit der Hoffnung, gesund zu werden, doch die meisten werden an ihrer Krankheit sterben. Die

Charaktere in Manns Roman sind erfunden, aber die Lebensjahre mit einer Krankheit, von der sie annahmen, sie sei tödlich, sind es nicht. Eine Abbildung in der ersten Ausgabe des *New England Journal of Medicine* von 1812 listet die häufigsten Todesursachen jener Zeit auf, und Schwindsucht, also Tuberkulose, führt die Liste mit weitem Abstand an.[35]

Mit Sicherheit lässt sich nicht sagen, ob die Zahl von Menschen mit tödlicher Krankheit signifikant gestiegen ist, sagt David Jones. Es ist möglich, dass die Patienten, die in diese Kategorie fallen, sich heute kränker fühlen als Sterbende vor 100 Jahren. »Die Kategorie von Menschen mit Nierenkrankheiten und Nierenversagen etwa – Leute, die vor 100 Jahren an Wassersucht gestorben wären – halten wir inzwischen mit Dialyse über Jahre hinweg am Leben. Für diese Patienten gibt es einen Überlebensweg, aber er ist unbequem, und früher hat es ihn überhaupt nicht gegeben.« Dennoch sei das »Land der Lebenden/Toten« heute ganz anders als vor 100 Jahren. Im 19. Jahrhundert hätten all diese Menschen weiter zu Hause gelebt, gepflegt von ihren Familienangehörigen. Viele hätten nie einen Arzt gesehen. Auch die Behandlungen tödlicher Krankheiten haben sich verändert, und manche haben sich stark auf das Leben der Patienten ausgewirkt. Behandlungen im 19. Jahrhundert konnten schmerzhaft sein, aber sie glichen in nichts den Nebenwirkungen moderner Chemotherapie. »Menschen, die Knochenmarktransplantationen durchlebt haben, werden durch die Behandlung an den Rand des Todes gebracht, in der Hoffnung, das werde sie retten. Und viele Krebspatienten, besonders die, die bis zum Schluss gegen die Krankheit kämpfen, sind chronisch krank – vom Krebs und den Nebenwirkungen der Therapie«, sagt David Jones. »Es gibt gewiss Krebspatienten, die durch die kombinierten Effekte von Krebs und Chemotherapie lange Zeit todkrank sind, denn wir können Kranke heute viel länger am Leben halten als früher.«

Wie sich das Leben-Sterben-Intervall anfühlt

> Er drehte Runden um die Möbel – ich glaube, 25 war das meiste, was er schaffte. Er trug sein Fitbit-Armband. Er trainierte, damit er wieder hinaus und in den Park konnte. Eine der Krankenschwestern und ich begleiteten ihn dorthin. Ich hatte eine tolle Gehhilfe für ihn gekauft. Wir nahmen auch seinen Rollstuhl mit, wir brauchten ihn, um ihn zum Auto zu bringen. Das war sein letzter Ausflug, eine Woche später starb er. Und irgendwie war dieser Tag auch sein Höhepunkt – er wollte das alles machen, aber sein Körper konnte einfach nicht mehr. Manchmal fragte ich ihn: »Was hält dich hier? Was?« Und er saß einfach da und sagte: »Naja, die Hunde. Und du. Und die Vögel.«
>
> Letztes Jahr im Januar sagte er: »Ich möchte einfach hier sein, um zu sehen, welche Zugvögel vorbeifliegen«, denn hier gibt es unglaublich viele Tangaren, und es ist wirklich schön anzusehen. Wir beobachteten die Vögel, es war herrlich. Als sie weg waren, kamen die Spechte, und später viele weitere Vogelarten. Ich glaube, er dachte: »Ach, ich werde noch sechs Monate hier sein«, ich glaube wirklich, dass er so dachte. Aber vor wenigen Jahren sagte er zu mir: »Du musst dir keine Sorgen machen, dass du dich um mich kümmern musst, denn wenn ich nicht mehr wandern kann, gibt es keinen Grund zu bleiben.« Unsere Sicht auf den Tod ändert sich.
>
> *Witwe eines an Krebs Verstorbenen*

Die erste Hospizpatientin, mit der ich ehrenamtlich arbeitete, lebte in einem städtischen Pflegeheim. Ihr Ehemann, auch schon über neunzig, kam täglich zu Besuch und blieb vom Frühstück bis zum Abendessen. Zunächst hatten sie mit den Gegebenheiten im Heim ein wenig zu kämpfen, die es ihr schwer machten, direkte Ziele zu erreichen: eine annehmbar kurze Wartezeit, bevor ihr jemand von der Toilette herunterhalf, schmackhafte Mahlzeiten, pünktliche Friseurtermine und ab und zu jemanden, der ihr hinaushalf, wenn sie eine Zigarette rauchen wollte. Schlussendlich wickelte das Ehepaar sowohl die Mitarbeiter als auch die Bewohner des Hospizes mit seinem Charme um den Finger. Nach ungefähr einem Monat hatten sie ihre Routine etabliert. Egal wie das Wetter war, der Ehemann brachte seine Frau zum Essen auf die Terrasse hinaus, sogar dann, wenn die Tische mit Schnee und Eis bedeckt waren. Andere Bewohner kamen vorbei oder unterhielten sich vom gegenüberliegenden Tisch aus. Der Ehemann erzählte Geschichten von ihren Reisen durch den Westen, als die beiden als Kochteam auf Ranches arbeiteten, oder er erzählte, wie er und seine Frau sich als Teenager kennengelernt hatten. Sie verdrehte dann gern die Augen und lachte, rauchte eine Zigarette und kehrte dann zu ihrem Sauerstoffgerät im Zimmer zurück. Zweimal – wir waren allein – beschwerte sie sich über ihren Mann oder darüber, im Hospiz leben zu müssen. Im Großen und Ganzen aber schien sie einen Zustand relativer Zufriedenheit erreicht zu haben, an dem sie auf ihren Tod wartete. Es dauerte noch ein Jahr, bis sie starb.

Wenn Wissenschaftler die mentale Verfassung sterbender Menschen untersuchen, beobachten sie oft Familienmitglieder, Ärzte und das Pflegepersonal – aus nachvollziehbaren Gründen. Zeugen neigen aber dazu, Sterbenden eine geringere Lebensqualität zuzuschreiben als diese sich selbst. Wenn Forscher direkt mit Sterbenden sprechen, entdecken sie etwas anderes. 2016 veröffentlichte eine Gruppe spanischer Pflegerinnen eine Analyse von 13 Studien[36], die alle auf Gesprächen mit Menschen im fortgeschrittenen Krebsstadium basierten. Die Patienten beschrieben ihr Leben mit dem Krebs als einzigartigen Prozess, dessen Hauptziel es war, so normal wie möglich zu leben. Sie berichteten, dass ihre Hilfsnetzwerke, besonders die Beziehungen zu engen Freunden oder ihrer Familie, überaus wichtig waren. Und sie erzählten, dass ihr Austausch mit dem Gesundheitssystem – etwa bezüglich der Qualität des Krankenhausaufenthaltes oder dem Zugang zu der notwendigen Behandlung – kritisch sei.

In anderen Studien berichten Patienten mit einer chronischen tödlichen Krankheit von einem Kontrollverlust. Mehr als alles andere wünschten sie sich, so normal wie möglich zu leben. Sie sagten, manchmal fühlten sie sich besser, als ihre Laborwerte das suggerierten, genauso aber auch umgekehrt. Sie sagten, ihre Beziehungen zu anderen Menschen hätten sich stark verändert. Sie kämpften mit der zunehmenden Abhängigkeit von anderen, mit den Schmerzen und den körperlichen Veränderungen. Aber sie waren nicht unbedingt unglücklich.

Forscher messen inzwischen sowohl die positiven als auch die negativen Zustände bei Sterbenden. In Studien hat man herausgefunden, dass Menschen mit lebensbedrohlichen Erkrankungen ihre Lebensqualität oft genauso hoch bewerten wie die Gesamtbevölkerung. In einer Studie[37] bewerten schwer kranke Menschen die Lebensqualität sogar höher. Eine Studie[38] aus dem Jahr 2005 mit Patienten, die an amyotropher Lateralsklerose litten, der Lou-Gehring-Krankheit), berichtet, dass nur wenige dieser Patienten unter Depressionen litten, und keiner wurde depressiver, als das Lebensende nahte. Eine Studie[39] aus dem Jahr 2000, die sich mit den letzten sechs Monaten von Menschen mit Herzinsuffizienz befasste, fand heraus, dass zwar bei den meisten Patienten die körperlichen Symptome schwerer wurden, je näher der Tod rückte, aber die Lebensqualität nicht signifikant abnahm.

Menschen, die eine tödliche Diagnose erhalten haben, beschreiben ihre Erfahrungen oft als sowohl geistig wie körperlich schmerzhaft, und Depressionen oder Angstzustände sind weit verbreitet. Sie sagen aber auch sehr oft, dass die tödliche Krankheit zu positiven Erfahrungen führe, die sie sonst nicht gehabt hätten. Bis zu den letzten Lebenstagen verbesserten sich ihre psychischen und existenziellen Zustände sogar.[40]

Die meisten Menschen mit einer tödlichen Krankheit schwanken in der Bewertung ihres bevorstehenden Todes. Die Verzweiflung und Angst, die der existenzielle Schlag zunächst mit sich bringt, werden weniger oder verschwinden ganz, aber der Stress, eine tödliche Krankheit zu haben, nimmt zu und wieder ab. Manche Patienten beschreiben die wechselnden Gefühlszustände als Wellen.

Die beiden israelischen Ärzte Craig Blinderman und Nathan Cherny interviewten eine Gruppe von 40 Patienten mit Krebs im fortgeschrittenen Stadium, die alle die akute Phase ihrer Krankheit hinter sich hatten. Was sie herausfanden, ist bezeichnend: Zunächst einmal waren Sterben und Tod nicht die wichtigsten Themen der Patienten. Nachdem sie sich mit ihrer Diagnose auseinandergesetzt hatten, sagten ungefähr 50 Prozent, dass sie nicht mehr darüber nachdächten. Einige Patienten, die sagten, sie setzten sich damit auseinander, berichteten, sie hätten Wege gefunden, damit umzugehen. Viele sagten, sie hätten mit Problemen wie Würde- oder Bedeutungsverlust, Schuld und Enttäuschung über die Vergangenheit zu kämpfen.[41]

Sterbende sehen sich nicht unbedingt als krank an. In einer Studie[42] fand man heraus, dass »ein Drittel in einer Gruppe von 50 Krebspatienten sich als ›ziemlich gesund‹ ansahen und zwei Drittel als ›sehr gesund‹. Dabei waren auch 12 Patienten, die während der Studie starben.« Idealerweise, so Rodin, finden Patienten eine Balance, sie sehen ihren nahenden Tod und leben so gut, wie sie es in der ihnen verbleibenden Zeit können. »Du musst in der Lage sein, das Ende zu sehen, die Tatsache zu akzeptieren, dass dein Leben endet und du Pläne machst, und gleichzeitig musst du mit dem Krebs umgehen«, sagt er. Patienten beschäftigen sich oft mit den praktischen Fragen des Lebensendes, sie regeln ihre finanziellen Angelegenheiten, schreiben oder aktualisieren ihr Testament, treffen Verfügungen für die Beerdigung. Sie können auch sehr beschäftigt sein mit Arztterminen und Behandlungen. Rodin weist aber darauf hin, dass Patienten Energie für Beziehungen, bedeutsame Aktivitäten, Nachdenklichkeit brauchen – für das Leben. »Menschen, die nicht über ihr Leben und ihre Krankheit nachdenken können, können nichts planen, und brechen oft zusammen. Menschen, die von der Krankheit aufgesogen werden, die nur noch darüber nachdenken, haben das Leben bereits aufgegeben.« Er und seine Kollegen sind davon überzeugt, dass Patienten beides tun müssen, sie brauchen quasi eine doppelte Bewusstheit.

Harte Arbeit im Land der Lebenden/Toten

Zu einer Zeit, als Menschen ihre letzten Tage und Wochen häufig im Krankenhaus verbrachten, war Nessa Coyle Krankenschwester auf einer Station, auf der fast nur Patienten mit tödlichen Krankheiten lagen. Ihr fiel auf, wie viele Informationen diese Patienten zu verarbeiten versuchten und mit wie vielen unterschiedlichen Ärzten und

Pflegern sie oft zu tun hatten. Am Ende des Tages »sahen wir sie oft still auf dem Bett sitzen, sie sagten nicht viel, sie verarbeiteten, was ihnen die vielen, vielen Menschen aus unterschiedlichen medizinischen Bereichen an Informationen gegeben hatten, verbal und nonverbal.«

Coyle plante nun bewusst Zeit dafür ein, sich mit den Patienten zusammenzusetzen und so vielleicht besser zu verstehen, was sie dachten und fühlten. In diesen Gesprächen stellte sie überrascht fest, dass Patienten mit weit fortgeschrittenen Krankheiten tatsächlich hart arbeiteten. Sie machten sich Gedanken, wie ihre Krankheit ihre Arbeit und das Leben zu Hause beeinflussen würde. Sie versuchten, ihre Angehörigen zu beschützen, für ihre Familie zu sorgen und sich an ihre eigene veränderte Familienrolle anzupassen. Sie trafen komplexe Entscheidungen über die medizinische Pflege: »Es ist viel Arbeit, all die Informationen zu verarbeiten, die man täglich aus den unterschiedlichen Quellen erhält«, erklärt Coyle. Sie stellt auch fest, dass die Patienten bei den nonverbalen Informationen sehr genau auf die Nuancen achteten – auf Gesichtsausdrücke, den Klang der Stimme, die Handlungen von Ärzten und Pflegepersonal – weil dies manchmal den verbalen Informationen widersprach. »Sie lernen, dass Worte etwas bedeuteten und dass man, je nachdem, was man sagt, eine andere Art von Pflege bekommt.« Die Patienten erleben, dass die Chemotherapie – die ja ihr Leben verlängern oder sogar retten kann – ausgesetzt wird, bis die Schmerzen nachlassen, wenn sie viel über ihre Schmerzen klagen.

Nessa Coyle beschloss, eine kleine Studie mit Menschen in fortgeschrittenen Stadien der Krankheit zu machen. Sie interviewte sieben Patienten mehrmals darüber, wie ihr Zustand sich auf ihre Haltung zum Leben und Tod auswirkte. »Sie hatten Angst um ihr Leben, kämpften mit den verschiedenen Symptomen, mit eilig zu treffenden Therapieentscheidungen, mit der sich ändernden Beziehung zu sich selbst, ihrer Familie, ihrem Platz in der Welt«, erklärt sie. Genau dann, wenn diese Menschen an einem der verletzlichsten Punkte ihres Lebens sind, wächst die Last der Arbeit: »Diese ungewohnte Arbeit[43] wird Menschen zugemutet, die krank, geschwächt und verletzlich sind und um ihr Leben kämpfen.« Einer der größten Energiefresser ist es, eine Art von Kontrolle zu behalten oder wiederzuerlangen.

Kontrollverlust

Menschen mit einer tödlichen Krankheit haben eine ziemlich genaue Vorstellung davon, was sie töten wird, auch wenn sie, wie jeder von uns, ebenso plötzlich bei einem Autounfall sterben könnten. Im Gegensatz zu anderen Menschen haben sie auch eine genauere Vorstellung vom Zeitpunkt ihres Todes: bald. Trotzdem leben Sterbende in einem Paradoxon. Sie wissen, dass sie bald sterben werden, sie wissen aber nicht genau, wann, und diese Zeit des Zweifelns kann Wochen, Monate oder sogar Jahre dauern. Für die meisten Sterbenden ist dieses Gefühl der Unsicherheit am schwierigsten. »Es ist wie eine tickende Zeitbombe in deinem Bauch«, sagt ein Patient. »Du weißt, der Tumor ist da, und du weißt, irgendwann wird er aktiv.«[44]

In der Studie von Rodin und Kollegen war Ungewissheit ein Teil des generellen Gefühls von Kontrollverlust. Die Patienten wussten nicht, wie schnell ihre Krankheit voranschreiten oder wie stark sie ihr Leben beeinträchtigen würde. Deshalb wussten sie nicht, ob sie zum Beispiel würden weiterarbeiten oder ihren Lieblingsbeschäftigungen weiter nachgehen können. Sie wussten nicht, wann sie nicht mehr würden laufen oder reisen können, wann sie nicht mehr selbständig würden leben können oder wann sie die Kontrolle über ihre Blase verlieren würden.

Als eine meiner Freundinnen die Diagnose Krebs im Endstadium erhielt, setzte sie ihr sportliches Outdoor-Leben fort. Sie paddelte durch den Grand Canyon, sie fuhr weiter mit dem Mountainbike und wanderte – alles in ihrem letzten Lebensjahr. Als der Krebs in den letzten Lebensmonaten sehr schnell weiterwuchs, traf es sie und ihren Mann eiskalt. Die schnelle Verwandlung von sportlicher Aktivität zu aktivem Sterben kam überraschend und war erschütternd.

Viele Hospizpatienten, die ich kennengelernt habe, traf derselbe unerwartete Schock. Sie wussten, dass sie an einer tödlichen Krankheit litten, aber sie waren entsetzt und erschüttert, als der Verfall sich beschleunigte. Sie hatten damit gerechnet, sagten sie und ihre Familien, aber erst viel später, vielleicht einige Monate oder ein Jahr später.

Die Patienten in Rodins Studie hatten mehr mit der Ungewissheit an sich zu kämpfen als mit dem Gedanken an den Tod. Deshalb nannten sie als Hauptziel, den Sterbeprozess irgendwie kontrollieren zu können. Sie versuchten das zu erreichen, indem sie sich für sehr aggressive Behandlungsmethoden entschieden oder mit dem Gedanken an Selbstmord spielten, auch wenn niemand einen solchen Versuch unternahm. Trotz der beträchtlichen Nebenwirkungen der Chemotherapie und trotz oft geringer positiver Effekte betrachteten sie die Chemotherapie als lebensrettend und setzten sie oft über viele Monate fort. Ein weiteres Motiv spielte eine Rolle: »Es ging darum, das eigene Leben zu verlängern, es ging aber auch um die Angst vor einem unkontrollierbaren Sterbeprozess«, erklären die Forscher.[45]

Schlussendlich gaben die Behandlungen nur bedingt Kontrollmöglichkeiten, wie ein Patient berichtet: »Es ist wie ein Glücksspiel mit hohem Einsatz, denn du weißt nicht, was geschehen wird, niemand weiß das. Eine schlechte Reaktion – und zack, das war's (mit deinem Leben).«[46]

Der Versuch, die Kontrolle zu erlangen, indem man sich für aggressive Behandlungsmethoden entscheidet, führt oft zu einem Übermaß an Interaktionen mit dem Gesundheitssystem, stellen Rodin und Kollegen fest. »Die Taktik, die Behandlungsoptionen maximal auszunutzen, verbraucht sehr viel Zeit und Energie, ähnlich einem Vollzeitjob, wie einige Studienteilnehmer sagen.« Die Chemotherapie selbst schwächt die Patienten, sie leiden oft unter beträchtlichen Nebenwirkungen. Mit anderen Kliniken zu verhandeln und mit anderen Ärzten zu sprechen, erfordert große Anstrengungen. Die Hälfte der Patienten der Rodin-Studie holte eine Zweitmeinung zur Therapie ein, und oft gingen sie zu weiteren Ärzten, um die Nebenwirkungen behandeln zu lassen.[47] Vor allem Patienten, die noch kleine Kinder hatten oder arbeiten mussten, um für ihre Familien zu sorgen und ihren Lebensunterhalt zu verdienen, managten ihre Krankheit und versuchten, das

Optimum an Behandlung zu erhalten – ein Leben wie auf der Überholspur.

Ein anderer Weg, die Kontrolle wiederzuerlangen, waren Überlegungen, warum man krank geworden war. Die Patienten wollten herausfinden, wessen Fehler es war.[48] Einer stellte die Hypothese auf, wenn Stress seine Krankheit verursacht habe, könne Stressreduktion zur Heilung beitragen. »Es gibt keinen Beweis, dass Stress Lymphknotenerkrankungen verursacht, aber es ist doch dasselbe System – das Lymphsystem und die neuroendokrinen Hormone. Mein Kopf hat zugelassen, dass ich Lymphknotengeschwulste bekomme, ich kann auch zulassen, sie zu heilen. Ich muss meinen Lebensstil ändern.« Ein anderer Patient, der überlegte, ob das Gesundheitssystem zu seiner Krankheit beigetragen hatte, drückte es so aus: »Ich werfe es dem System vor, ich werfe es mir vor, es ist ein heilloses Durcheinander, aber dass ich bald sterbe, daran ist irgendjemand schuld.«

Beziehungen zu anderen ändern sich

Wenn du weißt, dass du sterben wirst, betrifft das nicht nur dein eigenes Leben – deine Familie und Freunde können Quellen der Unterstützung, aber auch für Spannungen sein. Eine Frau aus einer Studie mit Frauen, die an Eierstockkrebs erkrankt waren, sagte den Forschern, dass sie durch ihre Krankheit ihrem Mann nähergekommen, die Krankheit aber auch ein Stressfaktor für ihre Beziehung sei:

> Nach meiner Diagnose stritten wir uns sehr lange überhaupt nicht. Wen interessiert schon, ob du die Klamotten aufräumst ... Wir lieben uns, wir haben einander, aber wir wissen nicht, wie lange noch. Wir stehen unter enormen Stress, haben so viel Angst, dass wir uns schier an die Gurgel gehen. Man weiß doch, wie das ist, wenn man solch einer Belastung ausgesetzt ist.[49]

Studien zeigen, dass die Familie nach der tödlichen Diagnose wichtiger wird. Die Betroffenen merken, dass ihre gemeinsame Zeit begrenzt ist, und sie wollen gern weniger Zeit mit unwichtigeren Dingen verbringen und mehr Zeit miteinander. Auch Freunde und Bekannte spielen oft eine wichtigere Rolle im Leben eines Patienten als vorher, viel hängt aber von ihrem Umgang mit der Krankheit ab. Patienten erleben, wie verschieden Menschen mit Todkranken umgehen. Eine Frau erzählte den Forschern: »Die Krankheit hat mir klar gemacht, wie unwohl sich viele in Gegenwart von Krebspatienten fühlen. Eine ziemliche Herausforderung, das bei Menschen, die man kennt, zu überwinden. Es ist erstaunlich, dass Menschen, die man lange kennt, dich versuchen zu meiden.«[50] In derselben Studie steht aber auch, dass Patienten erstaunt waren, wie Menschen, von denen sie es nicht erwartet hätten, auf sie zugingen. Eine Frau erzählte, ihr Eierstockkrebs habe »einige Beziehungen beendet, andere aber stärker gemacht«.

> Es gibt Freunde, mit denen ich keinen Kontakt mehr habe. Manche können einfach überhaupt nicht damit umgehen. Ganz schön irritierend, aber irgendwie auch nachvollziehbar. Andere Bekannte sagten, ich hole dich dann und dann ab, keine Widerrede.[51]

Mindestens eine Studie[52] kam zu dem Ergebnis, dass Krebspatienten oft mehr soziale Unterstützung von ihrer Familie, ihren Freunden und ihrem Pflegepersonal erfahren als gesunde Menschen. Je schlechter der Zustand eines Patienten wurde, desto mehr Unterstützung wurde ihnen zuteil.

Eine der größten Sorgen, von denen Patienten berichten, ist die Angst, von anderen abhängig zu werden. Sie sorgen sich, zur Last zu werden, sie wollen nicht, dass andere sich um ihre körperlichen Nöte kümmern müssen, und sie befürchten, ihre übliche Rolle in der Familie nicht mehr ausfüllen zu können. Rollen ändern sich. Patienten, die die Hauptverdiener waren oder den Haushalt geführt hatten, verloren diese Fähigkeit, als sie schwächer wurden und auf Hilfe angewiesen waren. Und auch wenn Pflegende sich oft gern um jemand kümmern, der ihnen nahesteht, so ist es doch eine anstrengende Situation für sie und den Patienten. Ira Byock argumentiert, dass auch dann, wenn

Sterbende zur Last werden, Familie und Freunde doch auf eine spezifische Weise von ihnen profitieren und sich zur Hilfe versammeln. »Anderen zu gestatten, für uns zu sorgen, wenn wir krank sind, ist wesentlich für das Wohlergehen von Gemeinschaften. Wer Hilfsangebote verweigert, schwächt sogar die lebendigen Bande in einer Gemeinschaft.«[53]

Byock schreibt, im Krankenhausalltag habe er oft Menschen getroffen, die mit der Angst, zur Last zu werden, kämpften. Auch sein eigener Vater sagte ihm, das sei alles so chaotisch, der Sohn solle ihn lieber ins Krankenhaus bringen, dort werde man für ihn sorgen. Byock antwortete seinem Vater, das wolle er gern tun: »Wir können dich ins Krankenhaus bringen, dich mit Antibiotika vollstopfen und dich dann wieder nach New Jersey bringen«, sagte er ihm. »Ich fliege mit dir, ich bin sicher, den Flug packst du, und dann könnten wir dich dort ins Krankenhaus bringen, und dort könntest du sterben.« Er sagte seinem Vater aber auch, er bevorzuge es, für ihn zu Hause zu sorgen. »Er sah mich an, dann schaute er weg und in die Ferne. Dann, ohne mich wieder angesehen zu haben, nickte er nur ein paar Mal.« Byock berichtet, sein Vater habe zugestimmt, zu Hause gepflegt zu werden, weil ihm klargeworden sei, dass seine Familie es so am liebsten haben würde. »Ihm wurde klar, dass es für uns nötiger war, ihn zu pflegen, als für ihn, genau das zu vermeiden. Es war für uns zu diesem Zeitpunkt wichtiger als für ihn. Er erlaubte es, das war ein großes Geschenk für uns.« Byock schreibt, er habe oft beobachtet, dass Patienten sich sorgen, ihrer Familie zur Last zu fallen, und die Familie sehr oft sage: »Nein, nein, gar nicht – wir möchten für dich sorgen.«

Ich habe Familienmitglieder beobachtet, die sehr damit zu kämpfen hatten, wenn sie einen geliebten Menschen in dieser Phase des Lebens und Sterbens beistanden, und ihr Verhalten ist oft nicht perfekt. Ein Mann, der sich sichtlich unwohl fühlte beim Anblick seines Bruders im Rollstuhl, verbrachte die meiste Zeit seines Besuchs am Handy. Sein Bruder hatte nur noch wenige Tage zu leben, aber er brachte es nicht über sich, das Handy wegzulegen und mit ihm zu sprechen. In einem anderen Fall fand eine Frau immer wieder Entschuldigungen, um Besuche bei ihrer sterbenden Schwester aufzuschieben, bis zur letzten möglichen Minute. Als sie dann da war, brach sie sich in Tränen aus und blieb nur sehr kurz.

Ich habe auch beobachtet, wie ein Vater, der sich seiner Tochter entfremdet hatte, täglich Anrufe von ihr erhielt, nachdem er ins Krankenhaus gekommen war. Ich war da, als ein Mann zwei große Plätzchendosen von seinem alten Vater erhielt, mit dem er keinen Kontakt mehr gehabt hatte. Normalerweise wachsen Menschen an dieser Situation. Byock stellte fest, dass, die meisten Familien für ihre Angehörigen sorgen wollen, auch wenn es schwierig oder sogar belastend ist.

Sich ans Land der Lebenden/Toten gewöhnen

Meine Mutter wollte ihre Bestrahlungen nach meinem Lehrplan ausrichten, damit ich sie begleiten konnte – nicht etwa, weil es für sie wichtig war, an welchem Tag eine Behandlung stattfand, sondern weil sie mir nicht zur Last fallen wollte. Wie so viele andere Patienten auch wollte meine Mutter vor allen Dingen so normal wie möglich behandelt werden, natürlich innerhalb der Grenzen ihrer Krankheit. Sie trug zu den Bestrahlungen immer Rock und Absatzschuhe und bewahrte sich ihre adrette, selbstbewusste Erscheinung.

Wer hätte sich vorstellen können, dass man sich daran gewöhnt, fünf Stunden im Krankenhaus zu sitzen, während aus einer Flasche langsam Gift in seine Venen tropft? Aber Menschen tun das, auch meine Mutter tat es, zumindest schien es so. Wir lasen miteinander, ab und zu döste sie und ich korrigierte Tests, manchmal sprachen wir über ihren Krebs und darüber, ob sie Angst davor hatte, zu sterben (*Nein*), darüber, wie der Tod wohl sein würde (*Am schwersten fällt es mir, mir vorzustellen, wie ihr, meine Familie, ohne mich lebt*), und darüber, wie sehr wir uns liebten. Ich glaube, wir machten uns auch eine Menge vor. Meine Familie ihr, sie vielleicht auch uns. Und wir waren ziemlich erfolgreich mit unseren Täuschungen. Das Leben im Land der Lebenden/Toten ist nicht leicht. Es ist aber auch nicht notwendigerweise unglücklich oder unbefriedigend. Wie die Forschung zeigt, ist das Leben in dieser Phase manchmal genau das, was wir uns erwarten, wenn wir darüber nachdenken, aber in anderen Aspekten hat es überhaupt nichts mit unseren Erwartungen und Vermutungen zu tun. Das trifft auch auf den Umstand zu, der vielleicht den größten Unterschied im Leben-Sterben-Intervall ausmacht und genauso auch für die letzte, akute Sterbephase: der Ort, an dem wir unsere letzten Wochen und Tage verbringen.

4 Zu Hause – wo Menschen sterben möchten

Zu Beginn des Jahres 2005 ließ die Wirkung der Chemotherapie, die meine Mutter seit sechs Jahren machte, nach. Wir trafen uns mit ihrem Onkologen, der vorschlug, mit der Bestrahlung aufzuhören. Meine Mutter ging nach Hause und las sich in alle möglichen anderen Therapien ein – und was deren Nebenwirkungen waren. Sie dachte an ihre zunehmende Schwäche und dass manche Behandlungen sie noch mehr schwächen würden – Behandlungen, die über die Zeit immer wirkungsloser geworden waren. Sie entschied, dass sie genug hatte. Als wir den nächsten Termin beim Onkologen hatten, fragte meine Mutter, ab wann wir über ein Hospiz nachdenken sollten. Die Antwort des Arztes erwischte uns kalt: Ab sofort.

Die Aussage an sich war nicht wirklich schockierend. Schon vor Jahren hatte ein anderer Onkologe uns deutlich gesagt, dass der Krebs meiner Mutter unheilbar sei, auch wenn Bestrahlungen ihr Leben verlängern könnten. Und dennoch – dieser Augenblick in der Arztpraxis kam unerwartet. Während ihrer Krankheit hatten wir über den Krebs nur in Codes gesprochen. Aber diese Nachricht war klar und unmissverständlich: »Für Sie kommt ein Hospiz infrage.« Was nichts anderes bedeutet als: »Sie sterben.«

Soweit ich wusste, hatte sich bisher niemand in der Familie mit den praktischen Details und Trivia des Sterbens beschäftigt. Meine Mutter hatte gesagt, sie wolle nur so lange die Bestrahlungen fortsetzen, wie es ihrer Lebensqualität zuträglich sei. Wir wussten nicht, wann dieser Punkt kommen oder was er beinhalten würde. Wir hatten nicht darüber gesprochen, wo sie sterben sollte, obwohl wir wohl alle davon ausgingen, es solle zu Hause sein.

Wo möchtest du sterben?

Joan Halifax bat Mitarbeiter im Gesundheitswesen, ihr ideales Setting zum Sterben zu beschreiben, und aufzuschreiben, wo sie sterben wollten. Halifax ist buddhistische Lehrerin und hält jährlich ein Seminar zum Thema »Im Sterben dem Leben begegnen«. Ihr ist es ein großes Anliegen, die Erfahrungen Sterbender zu verbessern. Ihre Vorträge spickt sie gern mit Geschichten aus anderen Teilen ihres Lebens – sie hat sechs Jahre mit Gefangenen im Todestrakt gearbeitet, sie war mit dem Psychiater Stanislaw Grof verheiratet und forschte gemeinsam mit ihm über psychedelische Therapien für Sterbende.

Nun sollte die Gruppe per Handzeichen aufzeigen: Wer möchte zu Hause sterben? Fast alle hoben die Hand.

Gibt es einen Lieblingsplatz, wie z. B. ein Strandhaus oder ein Wochenendhaus? Einige hoben die Hand.

In der Natur? Zwei.

In einem Krankenhaus oder Pflegeheim? Niemand hob die Hand.

»Tatsache ist aber, dass viele von uns in einem Krankenhaus oder einer ähnlichen Einrichtung sterben werden«, sagte Joan. 80 Prozent aller Amerikaner wünschen sich, zu Hause zu sterben, nach den aktuellen Zahlen des CDC ist das aber nur bei 30 Prozent der Fall.[54]

»Man könnte sagen, was für ein Fehler«, meint der Psychiater Gary Rodin, der mit Krebspatienten im fortgeschrittenen Stadium arbeitet. »Und in manchen Fällen ist es auch ein Fehler, Pläne zu schmieden, damit jemand zu Hause sterben kann. Wenn die Planung stimmt und die Ressourcen dafür da sind, ist es leichter, zu Hause zu sterben. Ich glaube aber, wir haben es eher mit einem Perspektivwechsel zu tun.«

Wenn Menschen Fragebögen darüber ausfüllen, wo sie gern sterben wollen, sind sie üblicherweise gesund. »Die Frage fühlt sich hypothetisch an, etwa so, als würde man fragen: ›Möchten Sie während der Geburt Schmerzmittel?‹ Fragt man eine Frau zu Beginn ihrer Schwangerschaft, bekommt man mitunter eine ganz andere Antwort als zu

Beginn der Geburt, weil man sich erst dann vorstellen kann, wie es wirklich ist«, erklärt Rodin.

Auch Patienten, denen knapp ein Jahr Lebenszeit bleibt, verstehen normalerweise nicht, was Sterben wirklich bedeutet, führt Rodin aus. Wenn Leute darüber nachdenken, wie und wo sie sterben wollen, gehen sie fast immer davon aus, dass ihre Fähigkeiten und Wünsche in etwa so sind wie zum Zeitpunkt der Befragung. Aber das »Ich«, das heute der Meinung ist, zu Hause sterben sei das Beste, kann sehr verschieden sein von dem »Ich«, das irgendwann tatsächlich stirbt. Es ist schwierig vorherzusehen, welche Bedürfnisse und Wünsche man dann hat. Und so ist es auch bei der Frage, wo man tatsächlich seine letzten Tage verbringen wird, egal was man sich gewünscht hat. Eine große Datenanalyse über Sterbende in den 1990er Jahren, die sogenannte Support-Studie, fand heraus, dass der tatsächliche Ort, an dem Menschen sterben, wenig damit zu tun hat, was sie sich gewünscht hatten. Entscheidend waren die Gewohnheiten in einer Gemeinde oder einem Landkreis. Wenn ein örtliches Krankenhaus mehr Betten hatte und die meisten Leute in der Gegend eher im Krankenhaus starben, dann würde – unabhängig von seinen persönlichen Wünschen – dieser Patient eher im Krankenhaus sterben.[55] Abgesehen von Gewalttaten oder unvorhergesehenen Unfällen, gibt es vier typische Orte, an denen gestorben wird: im Krankenhaus, zu Hause, im Altersheim oder in einem Hospiz.

Intensivstation – warum Menschen nicht in Krankenhäusern sterben wollen

Sterben auf einer Intensivstation bedeutet in der Regel mehr Schmerzen als Sterben anderswo, so die Pflegewissenschaftlerin Margaret Campbell. Sie arbeitet seit über 40 Jahren in der Palliativmedizin. »Auf der Intensivstation mit all ihren aggressiven lebenserhaltenden Therapien zu sterben, das allein bereitet Schmerzen. Patienten an Sauerstoffgeräte anschließen, Sonden legen, Infusionsnadeln legen, egal ob durch die eigentliche Krankheit so Schmerzen ausgelöst werden – die Medizin zur Verhinderung des Sterbens bereitet Schmerzen.«

In der modernen Medizin wird »mehr« fast immer als das Richtige angesehen, sagt Jeremy Brown. Wenn es nur den kleinsten Vorteil für die Lebensverlängerung vermuten lässt, neigen Ärzte dazu, diese Behandlungen durchzuführen, selbst dann, wenn es sich um tödliche Krankheiten handelt und es nur noch um wenige Tage oder Wochen geht.

> Einer der großen Unterschiede zu den USA im 19. Jahrhundert war, dass 90 Prozent der Menschen, deren Tod bevorstand, vielleicht sogar 95 Prozent, zu Hause und in der Obhut der Familie starben. Ich vermute daher, dass Menschen, die an Gebrechlichkeit, Alter oder Schwäche starben, nie auf die Idee kamen, einen Arzt aufzusuchen. Der Arzt hätte gesagt: »Tja, dieser Mensch ist nun mal alt und liegt im Sterben, machen wir es ihm so angenehm wie möglich«, und das wäre schon alles gewesen. Im Verlauf des 20. Jahrhunderts hingegen wanderten all diese Sterbenden ins Krankenhaus. Jetzt versucht man, sie wieder aus dem Krankenhaus hinauszubefördern. Und in den Krankenhäusern beginnt man tatsächlich darüber nachzudenken, ob diese extremen Interventionen beim Sterben sinnvoll sind, und warum Ärzte Menschen nicht gehen lassen können. Ich glaube nicht, dass dies ein Gedanke war, der im 19. Jahrhundert je aufkam.
>
> *David Jones*

Der wahrscheinlichste Grund, aus dem jemand, der an einer tödlichen Krankheit leidet, auf der Intensivstation landet, ist Atemnot. Wenn der Patient keine Patientenverfügung verfasst hat oder diese nicht schnell herbeigeschafft werden kann, beginnen Ärzte normalerweise mit denselben Prozeduren wie bei anderen Patienten auch. Sie werden einen Beatmungstubus einführen, den Patienten an die Sauerstoffversorgung anschließen oder gleich künstlich beatmen lassen. Dafür sedieren Ärzte den Patienten und immobilisieren ihn. »Man muss sie davon abhalten, selbst zu atmen, damit die Maschine diese Aufgabe übernehmen kann. Wenn der Patient dagegen ankämpft und selbst atmen will, ist es schwierig, zu einer Übereinkunft zu kommen«, erläutert Brown. »Dann überstreckt man den Kopf nach hinten, und intubiert mit Hilfe eines Laryngoskops. Ist die Sonde an Ort und Stelle, macht man eine Röntgenaufnahme, um den richtigen Sitz zu prüfen. Man hört auf die Lungengeräusche, um festzustellen, ob beide Lungenflügel gleich viel Sauerstoff bekommen, und dann schließt man den Patienten, der immer noch sediert und immobilisiert ist, an die Beatmungsmaschine an.«

Eine Intubation dauert 5 bis 10 Minuten. Normalerweise erhöht sich der Sauerstoffgehalt des Blutes schnell und wirkt so gegen die Kurzatmigkeit oder Atemnot des Patienten. Aber es ist auch eine invasive Maßnahme, die unangenehm sein kann. Für jemanden, der ohnehin schon todkrank ist, umso mehr.

»Wer zur Intubation Ja sagt, sagt zu ziemlich vielen anderen Dingen Nein. Das Erste, wozu man Nein sagt, ist ein Patient, der wach und bei Bewusstsein ist, und für die meisten Menschen, die im Sterben liegen, ist genau das wichtig. Ihre geliebten Mitmenschen sollen da sein, sie möchten etwas mitteilen, sie wollen einfach nicht bewusstlos sein, wenn sie sterben. Das zweite, zu dem man Nein sagt, ist das Konzept des Todes – man verzögert einfach das Unausweichliche.« Intubationen und andere Prozeduren medikalisieren den Tod, sagt Brown: »Sobald der Beatmungstubus eingeführt ist, hat man den natürlichen Sterbeprozess gestört.« Hätten die Ärzte nichts getan, würde der Sauerstoffgehalt des Blutes immer weiter absinken, bis der Patient schließlich das Bewusstsein verlöre. Der Atem würde sich verlangsamen, dann würde er sterben.

Der Tubus verlangsamt diesen unausweichlichen Prozess. Sobald er gelegt ist, müssen Angehörige, Pflegepersonal und Ärzte früher oder später entscheiden, ob und wann er wieder entfernt wird. Das ist eine sehr schwere Entscheidung, denn sie beinhaltet eine Aktion, die es dem Sterbenden erlaubt, den Prozess des Sterbens zu Ende zu bringen.

Menschen an Beatmungsgeräten können nirgendwo sonst gepflegt werden. Brown dazu: »Du verdammst sie zu einem Aufenthalt auf der Intensivstation, wo sie wahrscheinlich sterben werden, aber viele wollen ihre letzten Tage genau dort nicht verbringen. Für viele Menschen ist der Tod zu Hause extrem wichtig und sehr erwünscht, und man nimmt ihnen so diese Chance.« Natürlich sind invasive Maßnahmen wie die Intubation nicht der einzige Grund für den Tod auf der Intensivstation. Jemand mit einer tödlichen Krankheit könnte den Tod im Krankenhaus aus ganz unterschiedlichen Gründen vorziehen.

Manchmal ist das Krankenhaus der beste Ort zum Sterben

Krankenhäuser bieten ein Niveau an Technologie, Ausstattung, Erfahrung und 24-Stunden-Pflege, das zu Hause und in den meisten anderen Institutionen nicht vorhanden sind. Manchmal ist es besser, im Krankenhaus als zu Hause zu sterben. Manche Symptome bedeuten eine große Last, für Patienten wie Pflegende, und manche sind zu Hause einfach zu schwierig zu kontrollieren.

Die Mitarbeiter und Ärzte in einem Hospiz haben in der Regel mehr Erfahrung im Umgang mit Sterbenden, Mitarbeiter und Ärzte in einem Krankenhaus dafür das breitere medizinische Spektrum. Viele Hospize oder ambulante Hospizvereine sind nicht so ausgerüstet, dass sie Patienten zu Hause Infusionen legen könnten. Bei sehr starken Schmerzen sind also die Pflegeexperten in einem Krankenhaus vielleicht die bessere Alternative. Krankenhäuser haben zunehmend auch Palliativstationen, wo der Fokus auf Schmerzbekämpfung und Umgang mit den Krankheitssymptomen liegt, dazu Hilfe in psychologischer, spiritueller und körperlicher Hinsicht angeboten wird. Ein Hospiz ist eine Form der Palliativversorgung, erklärt Anne Rossignol. Alle Hospize sind palliativ ausgerichtet, aber nicht jede palliative Pflege ist ein Hospiz. Palliativärzte sind geschult im Gespräch mit Patienten, die tödliche Krankheiten haben und sich in fortgeschrittenen Stadien befinden, um gemeinsam mit ihnen die beste Option zu finden, sie sind auch in der Schmerzbehandlung geschult.

In einem Essay für den *Guardian*[56] zitiert die australische Onkologin Ranjana Srivastava drei Fälle, in denen Patienten gesagt hatten, sie wollten zu Hause sterben, aber letztendlich im Krankenhaus starben. Bei allen war die Behandlung beendet worden, sie wurden palliativ gepflegt. In ihren letzten Lebenstagen aber hatten sie oder ein Angehöriger den Tod im Krankenhaus gewählt.

> Es gibt unzweifelhaft etwas, das Krankenhäuser anbieten und Patienten haben wollen: klinische Erfahrung. Es gibt aufmerksam pflegendes Personal, engagierte Ärzte, kontinuierlich Supervision und schnelle Behandlung der Symptome. Es gibt Sozialarbeiter und Seelsorger, die im Angesicht der großen Herausforderungen Ruhe und Vertrauen ausstrahlen.
>
> *Ranjana Srivastava*

Krankenhäuser sind nicht perfekt, gibt sie zu. Aber sie nehmen die Pflegelast von Familien und bieten eine höhere Expertise. Vielleicht möchten die Menschen noch immer lieber zu Hause sterben, aber das wird zunehmend unrealistisch, schreibt Srivastava. Vielleicht gibt es niemanden, der die Pflege übernehmen kann. Vielleicht ändern Patienten auch einfach ihre Meinung.

Auch wenn Pflegende bereit und willig sind, machen Patienten sich oft große Sorgen, ihnen zur Last zu fallen. Oder sie schätzen die unpersönlichere Pflege von Profis. Als drei britische Forscher die Vorlieben von Krebspatienten bezüglich des Ortes, an dem sie sterben wollten, untersuchten, fanden sie heraus, dass die Pflege am Ende des Lebens durch Fachpersonal und in einer Institution für alle Patienten eine Option war, die es nicht ihren Kindern oder einem anderen Verwandten zumuten wollten, sich auch mit den intimen Pflegetätigkeiten zu befassen wie Toilettengang, Waschen, Saubermachen nach Durchfall oder Erbrechen.[57]

Bis vor Kurzem starben die meisten Menschen in der westlichen Welt in Krankenhäusern, aber das ändert sich gerade. In den 1980er Jahren war die Zahl der Amerikaner, die in Krankenhäusern starben, mit 54 Prozent auf dem höchsten Stand – bei Krebspatienten waren es sogar 70 Prozent.[58] Inzwischen ist die Zahl auf 22 Prozent gesunken,[59] da es die Hospizarbeit mehr Menschen erlaubt, zu Hause oder im Pflegeheim zu sterben.[60]

Im Hospiz

Als ehrenamtliche Mitarbeiterin eines Hospizes habe ich Menschen öfter zu Hause besucht als an jedem anderen Ort. Wenn ich das erste Mal an der Tür stehe, weiß ich den Namen und die Krankheit des Patienten, weiter eigentlich nichts. Jeder Patient – und immer auch die Umstände, in denen er lebt – sind einzigartig. Hier kommen ein paar:

- Ein fünfzigjähriger Mann, alleinstehend, ohne Frau und Kinder, die Geschwister lebten weit weg. Ein Nachbar war als Pfleger ausersehen, so dass der Mann zu Hause sterben konnte.
- Eine Frau, die in ihrem eigenen Haus lebte und deren Verwandte sie pflegten. Abfall lag überall auf dem Boden, das Haus war mit Möbeln und Kisten voller Weihnachtsdeko (im Juni!) vollgestopft. Ein abgenagter Hühnerknochen lag auf dem Nachttisch neben ihrem Bett, und war eine Woche später bei meinem nächsten Besuch immer noch da (ich entsorgte ihn dann). Die Frau wurde schließlich durch einen Pflegedienst in ein Pflegeheim gebracht.
- Ein Mann, der mit seiner Frau in ihrem eleganten, komfortablen Haus lebte, durch dessen Fenster man auf die Stadt herabschauen konnte.
- Eine Frau, die in einer kleinen Wohnung in einer bezahlbaren Gegend lebte. Ihre Tochter wohnte zeitweise bei ihr, musste tagsüber aber arbeiten. Diese Zeiten überbrückten Ehrenamtliche und privat bezahlte Pflegekräfte.
- Eine Frau, die allein in ihrem Haus lebte, nur einen Steinwurf weg von Sohn und Schwiegertochter und auf demselben Grundstück.

Die letzten Lebenstage zu Hause zu verbringen war für keinen von ihnen leicht, aber sie und ihre Familien zogen es allen anderen Möglichkeiten vor. Nachdem Sterbende in den Industriestaaten jahrzehntelang in Krankenhäuser gebracht wurden, erfolgt gerade eine

Trendwende hin zum Sterben im häuslichen Umfeld. Im Rückblick würde ich sagen, dass ich nicht bewusst ausgewählt habe, wo meine Mutter sterben sollte: Selbstverständlich würde sie zu Hause bleiben. Sie hatte eine große Familie und viele Freunde, die sich dort um sie kümmern konnten, und sie hatte Brustkrebs, eine Krankheit, deren allmähliches Fortschreiten es leichter macht, den richtigen Zeitpunkt zu erwischen, ab dem man keine Last-Minute-Anstrengungen im Krankenhaus mehr unternimmt. Wie die Mehrzahl der Hospizpatienten und Angehörigen, mit denen ich gesprochen habe, war die häusliche Hospizpflege eine gute Wahl für sie. Familien bewerten die Mitarbeiter von Hospizen oft sehr gut: »Sie waren großartig«, sagen sie, und strahlen Dankbarkeit aus. »Alle, die Schwestern, die Sozialarbeiter, die ehrenamtlichen Mitarbeiter.«

Kurze Geschichte der Hospizbewegung

Palliativpflege ist eine relativ junge Disziplin, und vor allem Frauen haben hier Pionierarbeit geleistet.[61] Das erste Hospiz wurde 1967 von der englischen Ärztin Dame Cicely Saunders gegründet. Das von ihr gegründete St. Christopher's Hospiz in Sydenham (London) existiert noch heute. Saunders wurde inspiriert durch ihre Arbeit mit Sterbenden. Das ließ den Wunsch in ihr wachsen, einen Ort zu schaffen, an dem sie ihren Forschungen und ihren Methoden ein Zuhause geben konnte. Stationäre Hospize, in denen Menschen bis zum Tod palliativ versorgt werden, tragen bis heute wesentlich zur Versorgung Sterbender in Großbritannien bei.

In den frühen 1970er Jahren war das auch in den USA so, als die ersten Hospize entstanden. John Hallenbeck, der die Geschichte des Veteran Affairs Hospice geschrieben hat, sagt: »Damals waren fast alle Hospize stationär, genau wie St. Christopher's in England.« Aber die Hospizbewegungen in England und den USA schlugen unterschiedliche Wege ein. In England werden Hospize vom National Health Service unterhalten. In den USA übernehmen Medicare oder Medicaid den größten Teil der Kosten[62], sind aber nicht für die Organisation der Hospize zuständig. Amerikanische Hospize werden von privaten Krankenhäusern oder Non-Profit-Organisationen geleitet, zunehmend mehr auch von gewinnorientierten Organisationen. Die unterschiedlichen Visionen und Vorstellungen waren durchaus konfliktreich, die antiinstitutionelle Ideen und Überlegungen bezüglich der Kosten verschmolzen. Man sah das Hospiz als eine Möglichkeit, dass mehr Menschen zu Hause sterben konnten, das ist der Grund, warum Medicaid nicht für Unterkunft und Verpflegung zahlt. Hospize in den USA sind in der Regel eine besondere Form der Pflege, kein Ort, an dem man sich aufhält. Es gibt in den USA einige stationäre Hospize, und zunehmend mehr Krankenhäuser haben heute Palliativstationen. Das Mercy Hospital in Durango, Colorado, hat gerade für 5,6 Millionen Dollar eine Einrichtung gebaut, die auf dem neuesten Stand der Technik ist. Das Gebäude mit seinen 8 Betten ist idyllisch: großzügige Einzelzimmer, ein Mediationsraum, eine große Küche, in der Freunde und Familien sich treffen können, Wohnzimmer, in denen private Besuche empfangen werden können.

> Der entscheidende Unterschied zwischen einem stationären Hospiz und der ambulanten Palliativpflege zu Hause ist, dass man im Hospiz wirklich in alle Aspekte der Familie und der Patienten involviert ist – egal ob sie gut, schlecht oder hässlich sind. In der ambulanten Pflege etwa ruft man bei Problemen den Sozialdienst an, der kommt, bleibt vielleicht eine Stunde, dann ist er wieder weg. Im Hospiz aber hört es nicht auf.
>
> Am Freitag beispielsweise war eine Familie da, und es war ziemlich kompliziert. Es waren so viele Mitspieler, man musste sie erst mal sortieren, und klären, wer Zutritt haben sollte. Ich hörte mir die Geschichte an, der Kaplan ebenfalls, dann der Sozialarbeiter, dann rief ich den Sozialarbeiter an. Denn Familie A sagte dies, und Familie B jenes, Familie A ist aber die Hauptpflegende und wir müssen Familie B auf Abstand halten. Der Kaplan meint: »Aber Familie B genießt ebenfalls das Vertrauen«, und ich antworte: »Ja, schon, aber sie haben keine gesetzlichen Rechte, weil sie nicht Hauptpfleger sind.«
>
> In der ambulanten Palliativpflege gehst du einfach. Auch wenn du vielleicht zwei Stunden dort bist, gehst du, und alles ist erledigt.

> Du weißt gar nicht, ob die »schlechte Familie« nach 15 Uhr kommt. Im Hospiz weißt du alles, weil die Familien immer da sind. Man lernt sie kennen, es ist eine ganz andere Art von Beziehung.
>
> *Michelle Appenzeller*

Eine etwas andere Art der Hospizpflege bot das Zen-Hospiz in San Francisco. Es wurde 1987 von Buddhisten gegründet, kurz nachdem AIDS ein Thema geworden war. Es wurde in eine Non-Profit-Organisation verwandelt. Das zweigeschossige viktorianische Gebäude sieht nicht gerade wie ein typisches Haus für Kranke aus. Der Aufzug ging nur hin und wieder, aber eine Krankenschwester samt Hilfe war rund um die Uhr zur Stelle, und die Umgebung war heimelig und gemütlich. Das Küchenteam bereitete individuelle Mahlzeiten zu, und wenn der Duft der Pastetchen durchs Haus zog, schien das Leben dort fast perfekt. Doch die sechs Betten waren selten alle belegt, und im Frühjahr 2018 musste das Hospiz schließen, das Gebäude wurde verkauft. Medicare, Medicaid und die meisten Versicherungen kommen nicht für die Kosten von Unterbringung und Verpflegung auf. Für sehr viele Menschen sind Hospize daher etwas, das sie sich einfach nicht leisten können. Das ist der Hauptgrund dafür, dass 70 Prozent der Hospize in den USA de facto ambulante Palliativpflegeheime sind[63], was sicher immer noch besser ist, als im Krankenhaus zu sterben. Auch für die Angehörigen Sterbender wird so besser gesorgt.[64] Gewiss stimmt es auch, dass sich Patienten in ihrer häuslichen Umgebung wohler fühlen, sagt Peter Rogatz. Auch die Pflegenden können so schneller und intuitiver auf die Bedürfnisse eingehen: »Wenn man zu Hause ist und gepflegt wird, ist die verantwortliche pflegende Person viel mehr daran interessiert, dass du deine Medikamente rechtzeitig einnimmst, dass du keine Schmerzen hast und die Bettpfanne bekommst, wenn Du sie brauchst, und nicht eine halbe Stunde später.«

Es gibt aber auch Ausnahmen. Der britische Forscher Kristian Pollock wies nach, dass einer von vier Patienten, die zu Hause gepflegt wurden, nicht angemessen versorgt war. »Nur weil jemand zu Hause gestorben ist, heißt es nicht, dass es ein guter Tod war. Die Person kann allein gewesen sein, Schmerzen gehabt haben, unangemessen gepflegt worden oder verängstigt gewesen sein. Die idealisierten Geschichten vom schönen Tod zu Hause blenden oft die Wirklichkeit furchtbarer Schmerzen bei manchen Patienten aus, und, noch wesentlicher, welch harte Arbeit Sterben tatsächlich ist.«[65] Wer an einer chronischen Krankheit leidet und lange Perioden der Abhängigkeit von anderen erlebt hat, stirbt eher in einer Institution, schreibt Hallenbeck. Und unter diesen Umständen ist das dann oft sogar der bessere Tod.

Großen Einfluss auf die Palliativmedizin hatte die Arbeit von Elisabeth Kübler-Ross. In den 1960er Jahren begann sie damit, Interviews mit Sterbenden zu führen, die sie später veröffentlichte. Sie befasste sich damit, was Sterbende denken und empfinden und was dies für den Umgang mit ihnen bedeutet. Sie forschte auch über die gesellschaftlichen Implikationen von Sterben, Tod und Trauer.

In den 1970er Jahren verbreitete sich die Hospizidee in Deutschland. Das erste stationäre Hospiz war Haus Hörn, 1986 in Aachen gegründet. In den 1990er Jahren nahm die Bewegung Fahrt auf, verschiedene Verbände und Organisationen zur Förderung der Hospizarbeit und Palliativmedizin wurden gegründet. Ungefähr seit dem Jahr 2000 gibt es eine Qualitätsentwicklung und Professionalisierung der Hospizarbeit. Gesetzliche Änderungen wie die Ergänzung des Fünften Sozialgesetzbuchs, § 39a, mit der Förderung der stationären und ambulanten Hospizarbeit führten dazu, dass die Hospizarbeit in Gesellschaft und Politik viel stärker wahrgenommen und anerkannt wird.

Dennoch gilt für alle Hospize: Ohne Ehrenamtliche geht es nicht, und das gilt nicht nur für Deutschland. Der Deutsche Hospiz- und Palliativ-Verband e. V. (DHPV) informiert auf seiner Seite[66]: »Bis heute wächst das ehrenamtliche hospizliche Engagement in Deutschland stetig, zurzeit engagieren sich unter dem Dach des DHPV ca. 120 000 Menschen bürgerschaftlich, ehrenamtlich oder hauptamtlich in der Hospiz- und Palliativarbeit, eine große Zahl davon ehrenamtlich (Stand August 2018). Das Tätigkeitsfeld der ehrenamtlich Engagierten im Hospiz- und Palliativbereich ist vielfältig und facettenreich. Der Schwerpunkt der ehrenamtlichen Arbeit liegt in der psychosozialen und spirituellen

Begleitung schwerkranker und sterbender Menschen sowie ihrer Angehörigen. Darüber hinaus engagieren sich Ehrenamtliche in Vorständen von Vereinen, in der Öffentlichkeitsarbeit und der Verwaltung. Die Ehrenamtlichen stellen, indem sie für die Patientinnen und Patienten und die Angehörigen da sind, ihnen Zeit schenken und auf ihre Wünsche und Bedürfnisse eingehen, sicher, dass vor allem die psychosozialen Bedürfnisse schwerstkranker und sterbender Menschen Berücksichtigung finden.«

Wie ein Hospiz funktioniert

Der Antrag auf Aufnahme in ein Hospiz wird nach der ärztlichen Verordnung bei der Krankenkasse gestellt. Die Kosten der stationären Hospizversorgung trägt zu 95 Prozent die jeweilige Krankenkasse (§ 39a SGB V). Die restlichen fünf Prozent trägt das Hospiz durch Spenden und ehrenamtliche Arbeit. Die Selbstbeteiligung an Arznei- und Hilfsmittelkosten müssen Patienten weiterhin zahlen. Voraussetzung für die Aufnahme in ein stationäres Hospiz ist, dass keine Krankenhausbehandlung mehr möglich und nötig ist, weil der Patient unheilbar krank ist und in absehbarer Zeit sterben wird. Diese Diagnose wird vom behandelnden Arzt bestätigt.

Jeder Sterbende hat das Recht, in ein Hospiz aufgenommen zu werden. Alter, Geschlecht, sozialer Status oder Religion spielen dabei keine Rolle. Der Patient, im Hospiz »Gast« genannt, muss der Aufnahme zustimmen. Auch die Kostenübernahme seitens der Krankenkasse muss geklärt sein.

In Deutschland gibt es ca. 1500 ambulante Hospizdienste und 230 stationäre Hospize für Erwachsene, weitere 17 sind auf die besonderen Bedürfnisse von Kindern und Jugendlichen spezialisiert. Dazu kommen ungefähr 330 Palliativstationen in Krankenhäusern. Etwa 11 440 Mediziner haben die Zusatzausbildung zum Palliativarzt absolviert.[67]

Das stationäre Hospiz

In Hospizen arbeitet ein interdisziplinäres Team aus Ärzten, Krankenschwestern und -pflegern, Seelsorgern, Sozialarbeitern, Geistlichen, Psychologen und ehrenamtlichen Helfern. Dadurch wird eine umfassende Betreuung der Gäste ermöglicht. Alles wird rund um die Uhr an ihren Bedürfnissen ausgerichtet, nicht an den Arbeitszeiten der Mitarbeiter.[68] Im Hospiz kümmert man sich auch um die Angehörigen der Sterbenden und begleitet diese, sofern es gewünscht wird, auch später bei ihrer Trauerarbeit.

Die Aufenthaltsdauer im Hospiz ist nicht begrenzt.[69] In der Regel sind in Deutschland Menschen zwischen 2 und 4 Wochen im Hospiz. Hospize sind meist kleine Häuser mit 10 bis 20 Zimmern/Betten, und sie sind in der Regel nicht an eine größere Institution angegliedert. Geleitet werden sie von einer in Palliativ Care ausgebildeten Pflegekraft, die eng mit einem fachkundigen Hausarzt und einem Team aus Freiwilligen kooperiert.

Die Zahlen bedeuten auch, dass deutlich weniger Menschen, als es sich eigentlich wünschen würden, in einem Hospiz sterben – in Deutschland sind es nur 3 von 100. »Art und Ort der Bestattung kann man per Testament bestimmen. Die Station davor ist zum großen Teil Schicksal«, sagt Eckard von Hirschhausen in seiner Dokumentation »Hirschhausen im Hospiz«.[70]

Die ambulanten Hospizdienste

Diese Dienste werden wesentlich von freiwilligen Helferinnen und Helfern getragen. Sie werden sorgfältig geschult, erhalten kontinuierliche Supervision und werden von hauptamtlichen Kräften koordiniert. Sie stellen nach wie vor die Basis der Hospizarbeit in Deutschland dar. Ihr Angebot besteht im Idealfall in einer intensiven psychosozialen Begleitung betroffener Familien (einschließlich einer 24-Stunden-Rufbereitschaft) sowie sorgfältiger Beachtung des körperlichen Befindens und der Fähigkeit, fachkundige Hilfe für die palliativmedizinische Betreuung beizuziehen.

Die SAPV-Teams

Als besonders großer Erfolg gilt in Deutschland die Einführung der Teams für Spezialisierte Ambulante Palliativversorgung (SAPV-Teams). Aktuell gibt es 287 solcher Teams in Deutschland. Sie ermöglichen mehr Menschen als früher, würdig und unter besseren Bedingungen die letzten Tage ihres Lebens zu verbringen. Die SAPV-Teams können sehr komplexe Hilfe leisten. Die Sterbenden haben nicht nur einen besseren Zugang zu speziell qualifizierten Ärzten, sondern auch zu Pflegekräften, Sozialarbeitern oder Psychologen.[71] Ein SAPV-Team steht Patienten in ihrem letzten Lebensabschnitt rund um die Uhr zur Verfügung. Auch die Versorgung durch ein SAPV-Team wird vom Arzt verordnet; und auch hier übernimmt die Krankenkasse die Kosten. Auf der Palliativ-Karte des Palliativ-Portals findet man Standorte und Adressen.[72]

Das teilstationäre Hospiz

Ein eher seltenes Angebot in Deutschland sind teilstationäre Hospize (sie werden oft auch ambulante oder Tageshospize genannt). Die Begleitung wird sowohl von stationären wie ambulanten Hospizen angeboten, über die man auch die Adressen für diese Dienste erfragen kann. Palliativpatienten, die zu Hause leben und versorgt werden, wird in teilstationären Hospizen die Möglichkeit eröffnet, tagsüber in Kontakt mit Menschen zu kommen, anstatt allein zu Hause zu sein.

Sie verstehen sich als Ergänzung zur ambulanten Begleitung und stehen in ihrer Funktion zwischen stationären und ambulanten Angeboten. Teilstationäre Hospize nehmen Menschen mit schwerwiegenden körperlichen, seelischen, spirituellen oder sozialen Problemen an einem oder mehreren Tagen in der Woche tagsüber oder während der Nachtstunden auf, um auf diese Weise ein Sterben zu Hause möglich zu machen. Die Angehörigen können diese Zeit nutzen, um sich zu erholen.[73]

Die Palliativstation

Oft wird gefragt, was der Unterschied zwischen Palliativstationen und Hospizen ist. Die Soziologin Ursula Streckeisen schreibt: »Für Deutschland halten Klaschick und Nauck fest, dass Schmerztherapie, Symptomkontrolle im Allgemein und medizinisch-pflegerische Betreuung eher im Zentrum der Aufgabe von neu geschaffenen Palliativstationen stehen, die Krankenhäusern angegliedert sind; dagegen liege der Schwerpunkt der Hospizarbeit bei Pflege und Begleitung Sterbender.«[74] Palliativstationen sind fest in eine Klinik eingebunden, werden nach demselben Organisationsmodell geführt wie andere internistische Stationen. Auf der Station sind neben den Pflegekräften fest angestellte Ärzte tätig.

Im Rahmen des 16. Weltkongress der European Association for Palliative Care (EAPC), der 2019 in Berlin stattfand, wurde der aktuelle »Atlas der Palliativversorgung in Europa« (EAPC-Atlas) vorgestellt. Im europäischen Durchschnitt weist der EAPC-Atlas 0,8 spezialisierte Palliativdienste/Einrichtungen je 100 000 erwachsene Einwohner aus. In Deutschland sind es 1,1 Dienste pro 100 000 Menschen. Vor dem Hintergrund dieser Daten und der EAPC-Empfehlung von zwei Diensten pro 100 000 Menschen erreicht Deutschland im Europavergleich deshalb Platz 15 von 49 Ländern bei der Palliativversorgung von Erwachsenen.[75]

Hin und her

Für Patienten, die aggressive Behandlungen am Ende ihres Lebens vermeiden wollen, scheint der CDC-Bericht aus dem Jahr 2010 gute Nachrichten zu bringen: Er konstatierte, dass signifikant mehr Menschen zu Hause und nicht im Krankenhaus starben und dass die Palliativversorgung beständig wächst. Eine Studie über den Tod von Krebspatienten ergab, dass von sieben Industrienationen die USA die niedrigste Rate von Sterbefällen im Krankenhaus hatte. Die Forscher kamen zu dem Schluss, dass »die Fürsorge am Ende des Lebens beinhalten kann, die Wünsche und Ziele eines Patienten bezüglich seines Sterbens besser zu reflektieren«.[76] Teno weist aber darauf hin, dass der Todesort nicht die ganze Geschichte erzähle. Sie und ihre Kollegen durchforsteten Medicare-Akten, in denen vermerkt war, wo Menschen die letzten drei Lebensmonate verbracht hatten. Das Ergebnis: 11 Prozent der Patienten waren in den letzten 90 Tagen vor ihrem Tod dreimal und öfter ins Krankenhaus eingeliefert worden.[77] Die Bewegungen in den letzten 72 Lebensstunden waren um 36 Prozent gestiegen und damit signifikant höher als 10 Jahre zuvor.[78] Teno spricht von einer Art »Schwarzer-Peter-Spiel«: Je früher eine Institution einen Patienten nach Hause oder in die nächste Institution schicken kann, desto mehr Geld spart sie. Medicare nämlich zahlt lediglich eine Fallpauschale pro Patient, die nichts mit der Zeit zu tun hat, die ein Patient in einer Institution verbracht hat. »Jeder schiebt diese Leute einfach weiter, niemand konzentriert sich wirklich auf das Sterben und begleitet es so ruhig und kontinuierlich wie möglich«, sagt sie. Schlimmer noch, die Anzahl der Wechsel ist für Patienten nur schwer zu ertragen.

In einer anderen Studie kam Teno zu dem Ergebnis, dass zwar mehr Amerikaner zu Hause und weniger im Krankenhaus starben, die Anzahl der Sterbefälle in Pflegeheimen aber anstieg.[79]

Pflegeheime

»Entgegen einer weit verbreiteten Annahme ist der Tod im (Alten-) Pflegeheim nicht der schlimmste«, schreibt Siew Tzuh Tang, der sich in einer Untersuchung damit befasste, wo todkranke Krebspatienten sterben wollen. »Im Gegenteil, ein Pflegeheim kann sogar der beste oder erwünschteste Ort für todkranke Menschen sein.«[80]

Während meiner Hospizarbeit habe ich das immer wieder so erleben können. Hier sind einige Hospizpatienten, die ich in Pflegeheimen besuchte:

- Ein Mann, der allein und komfortabel im betreuten Wohnen lebte. Die meisten Tage saß er in seinem kleinen Zimmer vor dem Fernseher.

- Eine Frau, die gemeinsam mit ihrem gesunden Ehemann im betreuten Wohnen lebte. Sie saßen in ihren gemütlichen Sesseln und verbrachten die meiste Zeit gemeinsam im Wohnzimmer. Wenn sie nachts nicht schlafen konnte, zog er ins zweite Schlafzimmer des Appartements um. Als sie nicht mehr kochen konnte und nur noch wenig aß, ging er für seine Mahlzeiten hinunter in die Cafeteria.
- Ein Mann, der in einem Pflegeheim lebte und den weder Familienangehörige noch Freunde besuchten. Er litt an einer seltenen Form von Parkinson, die seinen Wortschatz auf ein Wort reduzierte: »Nein«. Das Personal mochte ihn nicht. Ein Helfer erzählte mir, der Mann esse seine Serviette, wenn man ihn nicht genau beobachte, und dass er schon einmal versucht habe, das Headset eines Telefons zu verschlucken.

In Deutschland sterben 75 Prozent der Menschen in Krankenhäusern oder Pflegeheimen. Der DAK-Pflegereport 2016 stellt fest, dass immer mehr Menschen zum Sterben ins Heim kommen. Und das Bundesinstitut für Bevölkerungsforschung geht davon aus, dass von 1999 bis 2015 die Gruppe der Menschen, die pflegebedürftig ist, von 2 auf 2,9 Millionen gestiegen ist. Ablesen kann man diesen Wandel auch an den Zahlen der Pflegeversicherung: 2009 erhielten 2,2 Millionen Menschen Leistungen aus der Pflegeversicherung, Ende 2017 waren es bereits 3,3 Millionen.

Das durchschnittliche Sterbealter eines pflegebedürftigen Menschen liegt in Deutschland bei 82,5 Jahren (wobei es große regionale Unterschiede gibt – am längsten leben Pflegebedürftige in Bayern und Baden-Württemberg).[81] Die meisten Pflegebedürftigen sterben innerhalb eines Jahres nach Eintritt der Pflegebedürftigkeit. Eine Heimleiterin: »Die Bewohner kommen in einem immer schlechteren, also gesundheitlich eingeschränkteren Zustand zu uns. Das bedeutet auch, dass sie gar nicht so lange bei uns sind, sondern doch relativ schnell versterben.«

In Deutschland ist die Kurzzeitpflege ein Angebot der gesetzlichen Krankenkassen für Pflegebedürftige, die kurzzeitig auf vollstationäre Pflege angewiesen sind. Die Kurzzeitpflege steht allen Pflegebedürftigen unabhängig von ihrem Pflegegrad zu. Jährlich werden bis zu 1612 Euro für eine Dauer von maximal 8 Wochen gezahlt. In dieser Zeit wird das Pflegegeld zur Hälfte weitergezahlt.[82]

Wo wir sterben, ist wichtig, aber wir haben weniger Kontrolle darüber, als wir denken

Wenn Menschen dazu befragt werden, wo sie sterben wollen, sind die Antworten nicht ganz so klar, wie sie scheinen. Kaum je gibt es die Option »das hängt davon ab« oder »egal«, schreibt Pollock in ihrer Untersuchung, ob »zu Hause« wirklich der bevorzugte Sterbeort ist. Die Vorstellung, wir hätten eine Wahl, wo oder wie wir sterben, kann in die Irre führen. Faktoren wie die Art der Krankheit, die Schwere der Symptome, die Verfügbarkeit von Ressourcen und Pflegenden kann diese Wahl für uns treffen. »Wir könnten fragen, ob die Vorstellung von ›Wahl‹ überhaupt auf den Tod zutrifft. Die meisten Menschen würden wohl wünschen, nicht krank zu sein oder nicht alt oder nicht sterbend«, schreibt sie.[83]

Andere sind der Überzeugung, Menschen hätten das Recht, zu entscheiden, wo und wie sie sterben, schreibt Pollock, aber »Patienten nähern sich dieser Frage oft viel sorgsamer und vorsichtiger, mit einer pragmatisch-realistischen Unsicherheit, und der Auffassung darüber, wie sie das Unvermeidliche wohl erleben werden.«

Es ist auch möglich, dass man das Nahen des Todes nicht merkt. Ich muss an einen Hospizpatienten denken, der 53 Jahre alt war und einen bösartigen Hirntumor (Glioblastom) hatte. Seine Frau pflegte ihn und die beiden konnten sich professionelle Pflege leisten, und doch war sie manchmal überfordert. Der Patient kam also für mehrere Aufenthalte ins Hospiz. Er war ein liebenswürdiger Mann, aber der Krebs hatte Spuren in seinem Wesen hinterlassen. Er war überzeugt, als Ingenieur im Hospiz zu arbeiten. Er starrte 15 bis 20 Minuten auf sein Handy, als ob er wichtige Nachrichten läse, obwohl das Handy ausgestellt war. Eines Abends, er hatte gerade sein Abendessen bestellt, legte er es sorgfältig in den Gemeinschaftskühlschrank, und warf dann sämtliche Zeitschriften, Bücher und Stifte in einen Abfalleimer. Er war stundenlang von schier rastloser Energie, und trotz seines schlechten Gleichgewichtsinns und der Kälte draußen versuchte er oft, abzubüxen. Deshalb gingen Ehrenamtliche oder Pflegekräfte regelmäßig mit ihm auf den Fluren spazieren.

Einmal besuchte ich ihn zu Hause, wo er rastlos von Zimmer zu Zimmer ging, die Treppen hinauf- und hinunterstieg und jede Tür zu öffnen versuchte. Schließlich wurde er stationär in ein Hospiz aufgenommen, wo seine Rastlosigkeit allmählich nachließ, bis er schließlich sehr viel schlief und dann irgendwann verstarb. Sowohl zu Hause als auch im Hospiz lebte dieser Mann in sehr angenehmen Umständen, mit aufmerksamer Pflege, gutem Essen, schönen Möbeln. Und doch schien es ihm an beiden Orten schlecht zu gehen, und ich fragte mich, ob der Ort für ihn überhaupt von Bedeutung war.

Wo man stirbt kann beeinflussen, wie man stirbt. Rossignol sagt, sie habe das folgende Szenario ihrer Mutter vorhergesagt, die an bereits sehr fortgeschrittener Demenz litt. »Sie wird stürzen und sich die Hüfte brechen, dann werden wir sie ins Krankenhaus bringen, dort wird sie sterben.« Und tatsächlich, einige Monate später fiel ihre Mutter und brach sich die Hüfte. Rossignol lebte in einem anderen Bundesstaat, rief aber die Notfallabteilung an, in der sie früher gearbeitet hatte: »Wir werden die Orthopäden nicht holen«, sagte sie dem Notfallarzt, der ein guter Freund von ihr war. Es würde keine Heilbehandlung geben, kein Versuch, die Hüfte zu fixieren. »Wir werden es ihr so angenehm wie möglich machen. Gebt ihr viel Schmerzmittel. Ich bin unterwegs.« Dann rief Rossignol ihre Freunde im Hospiz an. »So, jetzt ist es so weit«, sagte sie ihnen. Ihre Mutter starb 9 Tage später, umgeben von ihrer Familie. »Und doch muss ich zugeben, an vielen Tagen fragte ich mich, ob ich das Richtige tat«, gab Rossignol zu. »Sie ist doch meine Mutter.«

Rossignol nahm an, dass ihre Mutter wahrscheinlich gedacht hatte, sie würde behandelt und käme dann in ein Pflegeheim, aber die tatsächliche Erfahrung wäre furchtbar gewesen. In den ein bis zwei Stunden am Tag, in denen man nach ihr geschaut hätte, wäre sie zufrieden gewesen. »In den restlichen 22 Stunden wäre sie einsam und elend gewesen«, sagt Rossignol. »Ich weiß, dass wir es richtig gemacht haben. Es ist nicht einfach – das ist es nie. Das habe ich gerade dem Angehörigen eines meiner Patienten gesagt: Einfach ist es nie.«

5 Tut Sterben weh?

Ungefähr drei Tage, bevor meine Mutter starb, ließ die Wirkung ihrer Schmerzmittel plötzlich nach. Sie war nicht oder kaum noch bei Bewusstsein, aber die Schmerzkrämpfe schüttelten sie durch. Stundenlang schien nichts ihre Schmerzen zu lindern – keine weitere Dosis Morphium, keine Anrufe bei ihren Ärzten, kein zusätzliches anderes Schmerzmittel. Am Abend endlich schien sie ruhig und zufrieden, aber meine Familie war von diesem Erlebnis erschüttert.

Das ist keine ungewöhnliche Erfahrung. Eine Studie aus dem Jahr 2015 verglich zwei Umfragen unter Angehörigen sterbender Patienten, die im Abstand von 10 Jahren gemacht worden waren. Ein Ergebnis der Studie war, dass die Sterbeerfahrung in den USA sich verschlechtert hatte, jedenfalls in der Wahrnehmung der Familien.[84] In der ersten Umfrage sagten 15,5 Prozent der Familienmitglieder, der Patient hätte mehr Schmerzmittel benötigt, als er oder sie bekommen habe. In der zweiten Umfrage stieg dieser Wert auf 25 Prozent.

In einer deutlich größeren Studie über Familienmitglieder wurden diese zwischen 1998 und 2010 über die Erfahrung mit dem Tod ihres Angehörigen befragt.[85] Die Hälfte berichtete, die Sterbenden hätten deutliche oder sogar sehr starke Schmerzen gehabt. Als andere Forscher Patienten mit tödlichen Krankheiten befragten, gaben ebenfalls 50 Prozent zu Protokoll, deutliche oder starke Schmerzen zu haben.[86] Wenn sich also nicht etwas sehr grundsätzlich ändert, wird die Hälfte von uns irgendwann während der letzten Lebenswochen starke Schmerzen durchleiden müssen. Aber – ist das ein Fehler des Systems, etwas, das medizinischer Fortschritt oder Gesundheitsreformen ändern könnten? Oder gehört dieser Schmerz wesentlich zum Sterben dazu?

Sterben bedeutet Schmerzen, aber …

Viele Palliativspezialisten beharren darauf, dass physische, psychische oder spirituelle Schmerzen unvermeidlich sind: Teile des Sterbeprozesses verursachen Schmerzen. »Wir verlieren alles, was wir lieben. Wir verlieren das Leben, wir verlieren all unsere Beziehungen, alles, was wir besitzen«, erklärt Ira Byock.

Schmerzen sind aber nicht das einzige physische Leid im Sterbeprozess. Wenn der Körper alle Systeme abschaltet, kommt es zu Atembeschwerden. Heftiger Husten oder schmerzhaftes Wundliegen, fortgesetzte Verstopfung oder Brechreiz können ebenfalls auftreten. James Hallenbeck sagt: »Wir sind inzwischen ziemlich gut darin, Schmerzen zu behandeln oder Kurzatmigkeit, Verstopfung, Juckreiz und alles Mögliche andere. Nicht perfekt, aber für die meisten Menschen doch ziemlich gut.« Die meisten Schmerzen im Zusammenhang mit dem Sterben können behandelt werden. »Die Anzahl von wirklich schlimmen ›da-kann-man-nichts-mehr-machen-Symptomen‹ ist verschwindend gering«, sagt Hallenbeck. »Gegen körperliche Schmerzen sind wir ziemlich gut.« Fred Schwartz, ärztlicher Direktor am New Yorker Hospiz, sagt, das treffe seiner Erfahrung nach auch auf Hospizpatienten zu: »98 Prozent der Zeit haben wir die Schmerzen eines Patienten im Griff.«

Ein Grund dafür ist natürlich die bessere Verfügbarkeit starker Medikamente, die leicht anzuwenden sind, wie etwa Morphinpflaster. Patienten, die nicht mehr schlucken können, werden flüssiges Morphin oder sich schnell auflösende Tabletten unter die Zunge gegeben. »Auch Familienangehörige können diese Medikamente leicht verabreichen. Vor zwanzig, dreißig Jahren gab es diese Behandlungsmöglichkeiten einfach noch nicht«, sagt Schwartz. Hallenbeck meint, das Problem sei oft, dass der Schmerz zu wenig behandelt werde: Die Schmerzmittel seien zwar verfügbar, aber manchmal würden sie einfach nicht oder zu spät angewendet.

Schmerz sitzt nicht nur im Kopf, aber hauptsächlich

Schmerz ist ziemlich kompliziert. Die Leute stellen sich immer vor, er reise auf direktem Weg von den Nerven zum Gehirn. Du verstauchst dir den Knöchel, und dein Gehirn sagt dir sofort: »Aua!« Aber so funktioniert es nicht. Wie wir Schmerzen erleben gleicht mehr dem, was der Arzt Atul Gawande 2008 in seinem Essay über die menschliche Wahrnehmung im *New Yorker*[87] geschrieben hat:

> Die Bilder in unserem Kopf sind reich. Wir können sagen, ob etwas flüssig oder fest ist, schwer oder leicht, tot oder lebendig. Aber die Informationen, auf die wir uns beziehen, sind spärlich – verdrehte, zweidimensionale Übertragungen, in denen immer wieder Stellen fehlen. Unsere Vorstellung füllt dann die Lücken aus.
>
> *Atul Gawande*

Wahrnehmung ist kein Fenster zur Außenwelt. Sie ist eher »die beste Vermutung deines Hirns darüber, was sich draußen gerade abspielt«, schreibt Gawande. Genauso könnte man die Schmerzerfahrung als die beste Vermutung Ihres Gehirns darüber bezeichnen, wo genau man Schmerzen hat und wie ernst man sie nehmen sollte. Schmerzen werden immer durch die komplexen Verständnisvorgänge des Gehirns gefiltert, abhängig davon, welche Signale die Nerven senden. Das schließt die Vergangenheit (Wie ist der Schmerz im Vergleich zu früheren Schmerzen?), die Zukunft (Wie lange werden die Schmerzen dauern?) und die Gegenwart (Könnte es sich um eine ernsthafte Verletzung handeln?) ein.

Hallenbeck erzählt, als Gedankenexperiment habe er sich jemanden vorgestellt, der ihn befrage, wie stark die Schmerzen während des Zahnarztbesuchs seien. Er stellte sich vor, seine Antwort werde immer eine Zwei oder Drei sein, denn die Schmerzen seien durch Schmerzmittel gut im Griff und er wisse ja, das Bohren dauere nicht ewig. »Wenn aber jemand zu mir käme und sagte: ›Egal was du gerade spürst, du wirst das für den Rest deines Lebens spüren‹, wäre meine

Antwort eine völlig andere. Ich würde die Schmerzen dann als unerträglich klassifizieren.«

Hallenbeck weiß also, dass die Schmerzerfahrung von seinen geistigen Projektionen abhängig ist – ein Faktor bei jedem Menschen, der Schmerzen hat. Die Internationale Schmerzliga sagt, Schmerz sei »immer ein psychologischer Zustand, auch wenn klar ist, dass es immer einen naheliegenden physischen Grund gibt. Schmerzen sind immer subjektiv.«[88]

Als wie stark jemand also Schmerzen empfindet und wie sehr er oder sie leidet, ist individuell sehr verschieden. »Schmerz ist nicht nur ein Gefühl«, schreibt Eric Cassell, der Autor von *The nature of suffering and the goals of medicine.* »Schmerz ist auch eine Erfahrung, die tief damit zusammenhängt, wie wir unsere Krankheit und deren Konsequenzen begründen.«[89]

> Manchmal habe ich die Schmerzdosis eines Patienten wirklich massiv erhöht, und es half nicht. Dann sagte ich mir immer: »Oje, da ist irgendwas im Busch.« Dann holte ich einen Priester oder einen Seelsorger und bat sie, mit dem Patienten zu sprechen. Und das Ergebnis – es ging immer um etwas ganz anderes.
>
> *Marian Grant*

Es ist aber nicht einfach so, als ob Schmerzen einfach psychologisch wären und man nur seine Schmerzstrategien überdenken müsste. Schmerz ist zwar immer subjektiv, das macht ihn nicht weniger real, hatte aber Einfluss darauf, wie wir heute über Schmerzen denken und wie wir sie effektiv kontrollieren. Cassell beschreibt den Fall eines 16-jährigen Patienten, der ein neues Kniegelenk bekommen hatte. Man hatte ihm gesagt, wenn die Schmerzen nach der Operation nicht deutlich zurückgingen, müssten die Ärzte das Knie erneut operieren. Als die Schmerzen immer stärker wurden und der Patient auch auf Opioide nicht ansprach, wurde er ins Krankenhaus gebracht. Erst jetzt begriffen die Ärzte, dass er ihre Erklärungen missverstanden hatte: Er hatte gedacht, »neu operieren« bedeute »amputieren«. »Als ihm klar wurde, dass niemand außer ihm über Amputation nachdachte, war es einfach, seine Schmerzen in Griff zu bekommen«, schreibt Cassell.[90] Die Schmerzen verschwanden nicht, aber er litt deutlich weniger, seitdem er wusste, dass seine Schmerzen nicht so bedrohlich waren.

Eine andere Patientin ging davon aus, ihre starken Beinschmerzen rührten vom Ischias her. Kleine Dosen Kodein genügten eigentlich, das zu behandeln. Dann aber wurde der Patientin klar, dass das Bein schmerzte, weil die Schmerzen sich ausbreiteten. Auf einmal benötigte sie mehr Medikamente als vorher. »Schmerz ist nicht identisch mit Leiden … und Linderung der Schmerzen, wie wichtig auch immer, ist nicht die Erlösung vom Leid«, schreibt Cassell.[91] Leiden sei etwas anderes, erklärt er. »Leiden ist Not, die das ganze Sein eines Menschen bedroht – inklusive seiner Vergangenheit und Zukunft, der Beziehungen zu anderen, seiner Kultur, Spiritualität, der Notwendigkeit, Arbeit und Sinn zu finden. Starke Akutschmerzen verursachen eigentlich immer Leid, aber auch geringere Schmerzen können großes Leid verursachen. Wenn Menschen Kontrollverlust erleben, erleben sie auch ihre Schmerzen viel stärker, ebenso wenn die Schmerzen überwältigend sind, wenn die Quelle der Schmerzen unklar ist, wenn die Bedeutung der Schmerzen düster ist oder wenn die Schmerzen nicht aufzuhören scheinen.«[92]

Cicely Saunders hat sehr früh verstanden, dass die Komplexität von Schmerzen praktische Auswirkungen auf die Behandlung Sterbender hat. Als sie in den 1940er Jahren in London als Krankenschwester zu arbeiten begann, war sie von dem unnötigen Leid, das viele Sterbende durchmachten, erschüttert. Sie sah, dass Ärzte warteten, bis Patienten vor Schmerzen schrien, bevor sie ihnen Schmerzmittel gaben. Wenn Patienten ihre tödliche Diagnose erhalten hatten, wurden sie von den Pflegekräften oft alleingelassen, die der Meinung waren, nichts mehr für sie tun zu können. Saunders, die nach ihrer Krankenschwesternausbildung noch eine zur Sozialarbeiterin und als Ärztin machte, vertrat die Auffassung, Schmerzen sollten grundsätzlich kontrolliert werden. Sie las Studien über Schmerzbehandlung, um die damals üblichen Schmerzmittel und deren Wirkweise zu verstehen. Sie glaubte an die Bedeutung individueller Behandlungen, und sie erkannte, wie wichtig es war, die emotionalen wie die mentalen

Schmerzen mit zu berücksichtigen. Sie sprach von den »vielleicht hartnäckigsten Schmerzen«[93]. Saunders sah den Schmerz ganzheitlich, und das umfasste die geistigen, physischen, spirituellen und sozialen Aspekte der Erfahrungen eines Patienten. Moderne Hospize in Großbritannien wurden nach diesen Prinzipien aufgebaut.

Das aber bedeutet nicht, dass es immer gelingt, Schmerzen unter Kontrolle zu halten. Denn eins steht fest: Nur Patienten können sagen, wie stark ihre Schmerzen sind.

Schmerzen messen

Um Schmerzen zu messen, gibt es leider weder Thermometer noch Stethoskop. Noch immer ist der beste Weg, Schmerzen zu beurteilen, den Patienten zu befragen. Am gebräuchlichsten lässt man sie den Schmerz auf einer Skala von 1 bis 10 einordnen. Diese Schmerzskala funktioniert aber nicht in der gleichen exakten Weise wie ein Gerät, das die Sauerstoffsättigung im Blut misst. Im besten Fall ist die Skala ein Näherungswert. »Die meisten Leute sind sich einig: Von 1 bis 4 sind es leichte Schmerzen, aber man kommt damit klar. Irgendwo zwischen 3 und 5 sagen die meisten, ich würde gern ein Schmerzmittel nehmen, und bei 5, 6, 7 oder 8 sagen sie in der Regel, dass sie sofort etwas benötigen«, erklärt Hallenbeck. Er hat genügend Patienten erlebt um zu wissen, dass manche Patienten grundverschiedene Skalen haben. Hallenbeck erzählt die Geschichte eines Mannes, der seinen Schmerz auf 1,2 einordnete. Hallenbeck war sich nicht sicher, was er mit dieser Genauigkeit anfangen sollte, vor allem da die Skala selbst so ungenau war. Sein weiteres Gespräch mit dem Patienten verlief so:

»In Ordnung. Möchten Sie ein Schmerzmittel?«

»Nein, ich denke nicht, dass ich etwas brauche.«

»Ab wann würden Sie etwas brauchen?«

»Ungefähr ab 1,89.«

Ärzte müssen sich oft auf ihre Erfahrungen und Vermutungen verlassen, was und wieviel Schmerzmittel sie einem Patienten verschreiben. Die Sache wird nicht einfacher dadurch, dass manche Patienten andere Schmerzempfindungen dazuzählen. Nessa Coyle stellte fest, dass manche Patienten ihr Schmerzempfinden der Situation anpassten, oft auf sehr geschickte Art. Wenn man ein Patient mit einer tödlichen Krankheit ist, beobachtet man die Reaktionen seines Arztes auf die letzten Schmerzangaben, die Menge der Schmerzmittel, die man daraufhin erhalten hat, und richtet sich danach aus. Bei der Berechnung können frühere Schmerzen eine Rolle spielen, die Menge der erhaltenen Schmerzmittel, oder die Schmerzbehandlung – genauso auch die Nebenwirkungen der Behandlung. Danach stellt man eine Kosten-Nutzen-Rechnung auf, um zu bestimmen, wie viel Schmerzen man zugibt. Ein Patient, der immer geringere Schmerzen angab, als er hatte, erzählte Coyle: »Ich akzeptierte den Schmerz, weil ich die Chemotherapie haben wollte. Ich dachte, wenn ich mehr Schmerzmittel bekäme, wäre ich dafür nicht mehr geeignet.«[94]

Es gibt noch andere Gründe, Schmerzen herunterzuspielen. Krebspatienten haben Hallenbeck erzählt, dass sie gar nicht wollten, dass ihre Schmerzen total verschwänden: »Wenn die Schmerzen weg sind, wie weiß ich dann, was der Krebs in mir macht? Durch die Schmerzen spricht der Krebs mit mir. Würde ich ihn total ausradieren, wüsste ich nicht mehr, was da innen drin los ist. Ich will, dass der Schmerz bei einem Wert von 1 oder 2 ist, so kann ich ihn im Auge behalten.«

Die Art, wie wir Schmerzen erleben und darüber sprechen, macht die Behandlung schwierig. Auch wenn zwischen Ärzten und Patienten ein gutes Verhältnis besteht, so sind doch die Behandlungsmethoden weit entfernt von untadelig. Und wie Schmerzen sind auch Medikamente dagegen tief in unsere kulturellen Annahmen und den Kontext eingebettet, was die Komplexität erhöht.

Die Abneigung gegen starke Schmerzmittel

Der Goldstandard in der Behandlung akuter Schmerzen ist seit hunderten von Jahren irgendeine Form von Opium, und das wird wohl auch noch lange so bleiben. Opioide ahmen natürliche Substanzen im Körper nach, sind aber bedeutend wirksamer. Sie docken an den Opioid-Rezeptoren im Gehirn und im Körper an und blockieren so die Schmerzsignale, manchmal vollständig. Sie dimmen die emotionale Reaktion eines Menschen auf Schmerzen und verursachen eine Dopaminausschüttung. Für Sterbende, die starke Schmerzen haben, sind diese Medikamente sehr effektiv, sie werden aber häufig viel zu selten gegeben. Joan Teno erinnert sich, dass sie einmal für einen Patienten die Entscheidungen treffen musste. Der Patient hatte sehr starke Schmerzen, bekam aber nicht genügend Medikamente. Sie entließ den Arzt und brachte den Patienten in ein Hospiz. »Das war ein Arzt, der einfach nicht genügend darüber wusste, wie man am Ende eines Lebens gut für einen Patienten sorgt. Er hatte Angst, Opiate zu benutzen«, sagt sie.

Ein Arzt, der Angst davor hat, Opioide zu verschreiben? Teno: »Jemand, der nicht sehr häufig Opioide verschreibt, hat ganz besondere Ängste, vor allen Dingen, dass der Patient abhängig werden könnte. Ein durchschnittlicher Hausarzt sieht im Jahr vielleicht drei oder vier Tote bei vielleicht 1000 Patienten. Das ist eine sehr kleine Zahl von Patienten für diesen Arzt. Deswegen ist er normalerweise nicht daran gewöhnt, sich um Menschen zu kümmern, die wirklich sterben.« Diese Unvertrautheit mit dem Tod führt zu einer Unterbehandlung der Schmerzen, ganz besonders beim Einsatz starker Schmerzmittel.

Eine der ungeschriebenen Regeln unter Krankenschwestern über den Einsatz von Schmerzmitteln besagt, dass man unbedingt vermeiden sollte, derjenige zu sein, der das letzte Schmerzmittel verabreicht, erklärt Teno. »Die Leute haben Angst, dass sie den Patienten mit Morphinen töten könnten. Dabei gibt es sehr gute Studien, die besagen: Wenn man den Richtlinien folgt, wird man niemanden durch Morphine töten.« Studien zeigen, dass Ärzte die Verschreibung von Morphinen manchmal bewusst hinauszögern – und damit natürlich auch die

Erleichterung der Schmerzen, weil sie von folgender Fehlannahme ausgehen: Weil Morphine so oft Sterbenden verschrieben werden, ist Morphin teilweise für den Tod verantwortlich.[95] Das ist es natürlich nicht, aber die Assoziation ist nicht kleinzukriegen. Das gilt auch für Angehörige und Patienten selbst. Weil Morphine so oft bei Sterbenden eingesetzt werden, kennt jeder jemanden, der sie bekam und kurz darauf verstarb. So sind Tod und Morphine miteinander verlinkt. Allein die Erwähnung von Morphinen ist für manche Patienten oder ihre Angehörigen verstörend.

Viele haben sogar Angst davor, verschriebene Morphine zu nehmen, weil sie Angst davor haben, abhängig zu werden. Die aktuelle Opioidkrise in den USA[96] ist die schlimmste, die es je gab: Täglich sterben 115 Menschen an einer Opioidüberdosis, und bei den meisten Fällen sind an irgendeinem Punkt Rezepte im Spiel, so ein Bericht des National Institute of Health von 2018.[97] Die Zahlen in anderen Ländern sind, verglichen mit den USA, verschwindend gering, dennoch breitet sich die Opioidkrise weltweit aus. Und die Angst vor einer Opiumsucht existieren schon viel länger. Die Suchtgefahr durch Opium spielte in den beiden Opiumkriegen zwischen England und China im 19. Jahrhundert eine wesentliche Rolle. Die Opioidabhängigkeit war auch ein großes Problem bei Soldaten, die aus dem amerikanischen Bürgerkrieg sowie beiden Weltkriegen zurückkehrten. Die Forschung versuchte früh, das perfekte Opioid zu entwickeln, eine Art nicht süchtigmachendes Morphin. Eine Lösung war Heroin, das 1898 durch Bayer eingeführt wurde. »Aber schon 1910 hatten junge amerikanische Arbeiter herausgefunden, dass zu Pulver zerstoßene Pillen erlaubten, Heroin in konzentrierter Form zu inhalieren«, schreibt Marcia Meldrum in einem Artikel über die Geschichte der Schmerzbehandlung. »Die rasende Geschwindigkeit, mit der sich das auf den Straßen durchsetzte, verbunden mit der zunehmenden Angst vor durch Ärzte ausgelöster Morphiumsucht, führte zum sogenannten *Harrison Narcotic Control Act* von 1914.«[98]

Studien zeigen aber, dass Sucht für Menschen, die im Sterben liegen, kein Thema ist.[99] Hallenbeck meint, einer der Gründe für die Vorbehalte gegen Morphine sei, dass man den Unterschied zwischen der

Nutzung durch Ärzte und der Anwendung durch Süchtige nicht sehe. »Was die Leute umbringt, ist der Anstieg der Opioide«, sagt sie. Ein Süchtiger, der zu schnell eine Dosis einnimmt, um high zu werden, kann sterben, weil die Atmung versagt. »Aber so setzen Ärzte Opioide ja nicht ein. Ja, es sind gefährliche Medikamente, besonders für alle, die unerfahren in der Anwendung sind. Richtig angewandt, sind sie deutlich weniger gefährlich als die Straßendrogen.«

Schmerzmittel haben Nebenwirkungen

Auch ohne das Stigma der Sucht sind Opioide und andere Schmerzmittel keine perfekte Lösung bei Schmerzen. Hallenbeck erzählt, Gespräche wie das folgende habe er häufiger geführt:

> Eine übliche Klage, sowohl von Patienten als auch deren Angehörigen, ist: »Ich will ja nur, dass mein Vater gut schläft und jeden Morgen frisch und ausgeruht um 7.30 Uhr aufwacht wie früher.«
>
> Meine Antwort lautet: »Ich wünschte, ich wüsste, wie das gelingen könnte. Ich bin ziemlich gut in dem, was ich tue, aber so gut dann doch nicht. Ich weiß auch nicht, wer es sein könnte.«

Wir können Leute nicht mit einem Schnipsen in den Tiefschlaf versetzen und sie dann mit einem weiteren Schnipsen hellwach machen. Unsere Medikamente sind nicht perfekt. Teil des Gesprächs über Schlaf – genauso wie über Schmerzen – ist immer: »Helfen Sie mir dabei, das Gleichgewicht zu verstehen. Ich kann etwas für besseren Schlaf verschreiben, aber der Preis dafür wird sein, dass der Patient morgens ein wenig zerschlagen und vielleicht sogar wirr ist. Sagen Sie mir, wo Ihr Gleichgewicht liegt, dann versuchen wir gemeinsam, etwas auszuarbeiten.«

Schmerzen behandeln ist immer ein Balanceakt, sagt Hallenbeck. »Wir könnten jeden unter Kontrolle bekommen, wenn wir ihn betäuben. Aber das hat Nebenwirkungen.« Patienten müssen lernen, in Kompromissen zu denken, sagt Marian Grant. Opioide verursachen fast immer Verstopfung, so oft, dass Mittel gegen Verstopfung fast immer zusammen mit den Opioiden verschrieben werden. Sie können auch Brechreiz, leichte Verwirrung oder Schläfrigkeit verursachen, je nach Dosierung. Und sie interagieren mit anderen Medikamenten, die ein Patient nimmt.

Studien zeigen, dass Patienten oft zögern, Opioide zu nehmen, weil sie vor den Nebenwirkungen Angst haben. Verstopfung und Verwirrtheit ängstigen am meisten. Grant, wie auch Hallenbeck, sagt ihren Patienten: »Ich kann Ihre Schmerzen in den Griff bekommen, aber es kann sein, dass Sie schläfriger werden.« Sie beschreibt dann den Zusammenhang zwischen extremer Wachheit und Schmerzen am einen und Bewusstlosigkeit und Schmerzfreiheit am anderen Ende. »Und wo genau möchten Sie sein?« Manche Patienten sagen, sie wären lieber schläfrig als wach und voller Schmerzen. Anderen ist es wichtig, wach und aufmerksam zu bleiben, auch wenn das viel mehr Schmerzen bedeutet. »Es ist im Grunde eine Verhandlung zwischen dem, was dem Patienten wichtig ist, und dem, was ich tun kann«, sagt sie.

Der Zeitpunkt ist wichtig

Als meine Mutter ins Hospiz kam, war ihr Oxycodon[100] gegen die Schmerzen verschrieben worden und diverse Mittel gegen die Nebenwirkungen. In den ersten Tagen waren die Schmerzen und die Erschöpfung manchmal überwältigend, und sie sank auf ihrem Bett oder der Couch zusammen. Nachdem uns ein Verwandter liebevoll ermahnt hatte, die Einnahme ihrer Medikamente zu kontrollieren – uns war gar nicht aufgefallen, dass meine Mutter manchmal vergaß, eine Dosis zu nehmen, oder dass sie zu wenig nahm –, hatten wir ein Auge darauf, und nach einigen Tagen wurde es mit ihren Schmerzen besser.

In den 1980er Jahren befasste sich die WHO erstmals mit der Unterversorgung von Schmerzen. Sie entwickelte Richtlinien für die Behandlung von Krebspatienten. Der zentrale Faktor war ein Stufenschema zur medikamentösen Therapie. Wenn Patienten keine extremen Schmerzen haben, soll die Behandlung zunächst mit Analgetika wie Aspirin und Paracetamol erfolgen. Dauern die Schmerzen an, sollen schwache Opioid-Analgetika gegeben werden, wie zum Beispiel Codein oder Tramadol. Wenn die Schmerzen gar nicht in den Griff zu bekommen sind, sollen starke Opioide vom Typ Morphin verabreicht werden. Ein wichtiger Punkt bei dieser Richtlinie ist, dass die Medikamente exakt nach Plan gegeben werden, also in regelmäßigen Dosen und nicht nach (Schmerz-)Bedarf. Wenn nämlich ein Patient warten muss, bis die Schmerzen zurückkommen, bevor er wieder ein Medikament erhält, kann es schwieriger werden, die Schmerzen unter Kontrolle zu bringen. Es kann immer auch sein, dass Patienten zu schwach oder verwirrt sind, um über stärker werdende Schmerzen zu informieren. Bei einer genauen Einnahme nach Zeitplan wird das Medikament in regelmäßigen Intervallen verabreicht, so dass der Patient theoretisch schmerzfrei ist.[101]

Unter normalen Umständen braucht es ungefähr 30 bis 40 Minuten, bis die meisten Analgetika wirken. Wenn sterbende Patienten, die bereits starke Schmerzen haben, ins Hospiz oder Krankenhaus kommen, kann es allerdings Stunden oder sogar Tage dauern, die Schmerzen adäquat in den Griff zu bekommen. Bewerten die Patienten ihre Schmerzen mit 10 von 10 Punkten, braucht man sehr viel Erfahrung, um die Schmerzen sowohl schnell als auch sicher zu behandeln. Ärzte müssen dann die Balance zwischen Schmerzbehandlung und extremen Nebeneffekten finden.

Auch wenn der Schmerz grundsätzlich unter Kontrolle ist, können sogenannte Durchbruchschmerzen[102] auftreten. Ausgelöst werden können sie durch Bewegungen des Patienten, Knochenmetastasen oder auch das Ende eine Opioidphase. Meistens sind diese Schmerzanfälle kurz und dauern weniger als 30 Minuten, können aber mehrmals am Tag auftreten. Weil sie unvorhersehbar sind, sind sie schwer zu behandeln, und sie schränken die Lebensqualität des Patienten stark ein. Vielleicht war es diese Art von Schmerz, die die schwere Schmerzepisode meiner Mutter verursachte. Was sie erlebte, hätte man weder vorhersehen noch verhindern können.

Schmerzen in der Bewusstlosigkeit

Weitere schwer behandelbare Schmerzen sind solche, die für Ärzte schwer feststellbar sind, beispielsweise die Schmerzen bewusstloser Patienten. Wie viele Sterbende verbrachte meine Mutter die letzten Lebenstage entweder schlafend oder halb bei Bewusstsein. Bis auf die Episode mit den Durchbruchschmerzen schrie und stöhnte sie nicht. Meine Vermutung war, dass sie die meiste Zeit keine starken Schmerzen hatte, aber sicher weiß ich das nicht. Nur weil Patienten nicht mehr bei Bewusstsein sind, bedeutet das nicht, dass sie keine Schmerzen haben, sagt Céline Gélinas: »Es gibt keine klaren Hinweise darauf, dass sie keine Schmerzen haben«. Sie berichtet von einer vor Jahrzehnten durchgeführten Studie, in der Patienten, die einen Herzstillstand überlebt hatten, gefragt wurden, wie sie ihre Schmerzen beschreiben würden. »Manche erinnerten sich sogar noch an die Schmerzen durch den Defibrillator. Wir können also nicht davon ausgehen, dass Patienten, die nicht bei Bewusstsein sind, keinen Schmerz fühlen.«

Als Gélinas als Krankenschwester zu arbeiten begann, fand sie es schlimm, dass manche Ärzte zögerten, die Schmerzen bewusstloser Patienten zu behandeln. »Damals gab es keine Methode, Schmerzen von Patienten, die darüber nicht selber sprechen konnten, zu bewerten«, sagt sie. Gélinas ging zurück an die Universität und half bei der Entwicklung des *Critical-Care Pain Observation Tool*[103], einer Bewertungsmethode, die auf der genauen Analyse von Gesichtsausdrücken, Bewegungen, Muskelanspannung und Lautgebung (Schreie, Stöhnen) eines Patienten basiert.

Wer Schmerzen hat, sieht unglücklich aus, auch im bewusstlosen Zustand. »Sie verziehen oft das Gesicht«, sagt Prof. Margaret Campbell. »Wenn man in ein Zimmer kommt, merkt man sofort, ob die Person aufgebracht ist. Wir spüren, wenn bei einem anderen Menschen etwas nicht stimmt, wir sehen die körperlichen Veränderungen, wenn wir gut darin sind, Gesichter zu lesen und die Körpersprache zu verstehen.«

Liegt ein Sterbender total bewegungslos im Bett, mit entspanntem Gesicht und ohne Muskelanspannung, Augen und Mund leicht geöffnet, weiß ein aufmerksamer Beobachter, dass dieser Patient keine Schmerzen hat. »Dieser Person geht es so gut, dass sie nicht einmal mit den Augen zwinkert oder den Mund schließt«, sagt Campbell.

Campbell und Gélinas haben diese Reaktionen intensiv erforscht. Gélinas erklärt, dass eine Mimik, die Angst ausdrückt, völlig verschieden ist von der, die Schmerz ausdrückt: Wenn Menschen Angst haben, heben sich meist die Augenbrauen und die Augen öffnen sich. Wenn sie Schmerzen haben, tendieren die Augenbrauen dazu, sich zu senken und die Augen schließen sich. Gélinas hat ihre Beobachtungen vielfach getestet und dann eine Skala entwickelt, die Ärzten eine Vorstellung davon gibt, wie sie Schmerzen bei bewusstlosen Patienten behandeln können.

Der Neurologe und Anästhesist Emery Brown hat die Schmerzen bewusstloser Patienten aus anderer Perspektive untersucht. Weil die Bewusstlosigkeit anästhesierter Patienten kontrolliert wird, kann ihr Zustand genau überwacht werden. Anästhesisten sind sich der Tatsache bewusst, dass Patienten bewusstlos sein können, Schmerzen nicht wahrnehmen und dennoch davon beeinträchtigt sind. »Wir sehen das immer wieder unter Narkose«, sagt Brown. Anästhesisten erkennen die Auswirkungen dieser Schmerzen, weil sie in der Regel Blutdruck, Herzschlag und den Sauerstoffgehalt des Bluts kontrollieren. »Stell dir vor, ich habe dir Medikamente gegeben, die dich in Narkose versetzen. Dann habe ich dich den Ärzten für eine Operation übergeben, aber ich habe dir nichts gegeben, was deine Schmerzweiterleitung blockiert. Dass du Schmerzen hast, würde ich daran erkennen, dass sich der Herzschlag beschleunigt und der Blutdruck steigt. Anders gesagt: Die Systeme, die Schmerzen weiterleiten, sind nach wie vor aktiv. Dein Bewusstsein ist zwar abgeschaltet, doch mir ist klar, dass du Schmerzen hast.«

Bei Sterbenden, anders als bei Patienten unter Narkose, bricht das Gehirn irgendwann zusammen und sie sind nicht mehr in der Lage, bewusst Schmerz zu fühlen. Das Problem dabei ist – man weiß nicht genau, wann es soweit ist. Das heißt, es ist sehr schwer zu wissen, wie sehr ein Patient wirklich leidet. »Wir glauben, wenn dein Gehirn im Koma ist und du nicht mehr reagierst, ist deine Wahrnehmungsfähigkeit ebenfalls signifikant geringer«, sagt David Hui. »Vielleicht spürst du nicht einmal, was gerade geschieht.«

Palliative Sedierung

In einigen schwierigen und seltenen Fällen kann es schwierig oder unmöglich sein, die Schmerzen Sterbender in den Griff zu bekommen. Manchmal erlaubt die Verlegung eines Patienten in ein Hospiz oder Krankenhaus, mehr Optionen der Schmerzbehandlung zu nutzen. Besonders ausgebildeten Palliativärzten gelingt es dann, den Schmerz unter Kontrolle zu bringen. »Es gibt Fälle, da helfen Spezialisten enorm«, sagt Hallenbeck. »Sie können sehr schnell Medikamente injizieren, die starke Schmerzen schnell lindern. Ein normaler Hausarzt kennt diese Medikamente gar nicht.«

Es gibt auch die seltenen Fälle, in denen das Leid eines Sterbenden nicht mit den üblichen Medikamenten gelindert werden kann. Ärzte verschreiben dann oft eine so starke Sedierung, dass der Patient förmlich ausgeknockt wird. Man spricht dann von einer palliativen Sedierung, die nach wie vor ziemlich kontrovers diskutiert wird, vor allen Dingen, weil manche sie mit Sterbehilfe verwechseln. Palliative Sedierung ist aber etwas ganz anderes. Man gibt Patienten Medikamente, die sie bewusstlos halten, um ihre Schmerzen zu lindern, nicht um ihr Leben zu verkürzen. Diese Methode meint auch nicht, dass Patienten dauerhaft und tief bis zum Eintritt des Todes sediert werden. Häufiger bekommen Patienten immer wieder eine Dosis, und diese ist so gering, dass die Ärzte von Zeit zu Zeit mit dem Patienten sprechen können.

Aber auch Menschen, die ein gutes Verständnis für die Unterschiede zwischen palliativer Sedierung und Sterbehilfe haben, fühlen sich manchmal äußerst unwohl, wenn es um die Sedierung Sterbender geht. Absichtlich das Bewusstsein eines Menschen zu reduzieren, erfordert große Sorgsamkeit. Sedierung kann heißen, dass die Zeit für die Vollendung der Lebensaufgaben zu kurz ist oder gar nicht mehr existiert.[104] Wenn Patienten in ihren letzten Lebenstagen bis zur Bewusstlosigkeit sediert werden, können sie sich nicht verabschieden, nicht um Vergebung bitten oder diese gewähren, können nicht nach dem Sinn ihres Lebens fragen. Weil palliative Sedierung heißt, das Bewusstsein kurz vor dem Tod absichtlich zu nehmen, und weil die Gesellschaft befürchtet, der Tod könne so beschleunigt werden, wird sie selten angewandt.[105] Die meisten Sterbenden driften mehr und mehr ins Unbewusste, weil ihre Körper und ihr Gehirn aufgeben.

Tut Sterben nun weh oder nicht? Und warum?

Im Nachhinein könnte es mehrere ernste Gründe für die starken Schmerzen gegeben haben, die meine Mutter in ihren letzten Lebenstagen hatte. Vielleicht waren es Durchbruchschmerzen, vielleicht waren die Schmerzen die Folge von Organversagen, vielleicht lag es an Metastasen in ihren Knochen. Weil diese Art von Schmerzen so weit verbreitet ist, kann man sie nur schwer vorhersehen. Jemand, der an metastasierendem Brustkrebs stirbt wie meine Mutter, bekommt das typische Stufenschema, wie es die WHO empfiehlt, und dazu eine Extradosis Schmerzmittel für die Behandlung der Durchbruchschmerzen. Da sie nicht bei Bewusstsein war, war es schwierig für alle zu sehen, dass ihre Schmerzen zunahmen. Möglicherweise hatte sie die letzte Dosis Morphin nicht genommen, vielleicht war das Medikament am Kinn heruntergelaufen und keiner hatte es gemerkt– obwohl ich das für ziemlich unwahrscheinlich halte. Es wäre sogar möglich, dass sie gar keine Schmerzen hatte: Ihr Körper verhielt sich so, als habe sie große Schmerzen, es ist aber denkbar, dass dem gar nicht so war.

Die meisten Hospizpatienten, denen ich begegnet bin, haben an irgendeinem Punkt mit Schmerzen oder Unwohlsein gekämpft. In den beiden schlimmsten Fällen stöhnten oder schrien die Patienten, während die Krankenschwestern verzweifelt versuchten, die Schmerzen zu lindern. Ich habe bei Patienten gesessen, die Schwierigkeiten hatten, zu atmen oder zu husten, und manchmal waren auch der Brechreiz oder die Verstopfung für mehrere Stunden äußerst schmerzhaft.

Aber in jedem der Fälle, die ich beobachtet habe, waren Schmerz und Unwohlsein vorübergehend. Ein Problem tauchte auf, die Krankenschwestern besprachen mit dem Patienten, wie damit umzugehen sei, und es wurde meist unter Kontrolle gebracht. Zum Zeitpunkt ihres Todes wirkten die Patienten friedlich.

Die Quintessenz ist, dass Sterbende nicht schrecklich leiden müssen, schreibt Holly Prigerson. »Patienten müssen nicht unter Schmerzen sterben, wenn sie Opioide und andere Medikamente in angemessener Form erhalten.«

Saunders ist überzeugt, fast alle Schmerzen Sterbender lindern zu können: »Ich behaupte nicht, dass keiner meiner Patienten schmerzfrei starb, aber ich habe alles getan, um den Schmerz innerhalb der für den Patienten erträglichen Grenzen zu halten«.[106]

> Sie sagte: »Es tut nicht weh – ich dachte, es werde weh tun.«
>
> Ich fragte: »Was tut nicht weh?«
>
> Ich überlegte, ob sie vielleicht etwas am Arm hatte oder am Bein oder an der Hüfte. Und sie sagte: »Sterben – sterben tut nicht weh.«
>
> *Eine Hospizschwester*

Forscher haben herausgefunden, dass Sterbende Schmerzen oft mehr fürchten als den Tod selbst. Hallenbeck sagt, es sei verständlich, dass Menschen Angst vor Schmerzen und anderen mit dem Tod assoziierten Symptomen hätten. »Mit einem kompetenten Team habe ich am Ende meines Lebens keine Schmerzen. Was das Körperliche angeht, bin ich ziemlich optimistisch, dass mit guter Pflege die Dinge nicht allzu schlimm werden.«

Er fügte hinzu: »Das führt zu der Frage, wovor man dann eigentlich Angst hat.«

Und diese Frage stellte ich ihm.

»Das meiste Leid, das ich am Ende des Lebens sehe, hängt mit nicht abgeschlossenen Dingen im Leben der Menschen zusammen«, sagte er. Als Beispiel nannte er seine Eltern – beide Ärzte –, die am Ende ihres Lebens unter seltenen Formen von Demenz litten. Seine Mutter hatte Lewy-Körper-Demenz[107], die Demenz seines Vaters stand vermutlich im Zusammenhang mit der Kinderlähmung, an der er als Kind erkrankt war. Aber nicht die körperlichen Gebrechen sorgten für das größte Leid. »Meiner Mutter war es sehr wichtig, Frau Dr. Hallenbeck zu sein. Das musste sogar an der Tür ihres Pflegezimmers stehen, und ich sah, wie sehr das Festklammern daran sie leiden ließ.« Seine Eltern kamen beide nicht gut mit dem Sterben zurecht, und das verursachte weiteres Leid, sagte er. Beide, so seine Überzeugung, hätten etwas tun können, damit ihnen das Sterben leichter gefallen wäre.

6 Anleitung für ein gutes Sterben

Als meine Mutter plötzlich nicht mehr wusste, wie viele Tabletten oder ob sie überhaupt welche genommen hatte – Oxycodon gegen die Schmerzen und andere Medikamente, um die Nebenwirkungen des Oxycodons zu behandeln –, wurde meiner Familie klar, dass sie nicht mehr ihr altes Selbst war, sondern dass sie tatsächlich dem Tode nahe war. Wir zogen in das Haus meiner Eltern, mein Ehemann und ich, mein Bruder und seine Frau, zeitweise ihre beiden Kinder. Meine Schwester und ihr Freund kamen aus Reno. Die beiden Brüder meine Mutter und eine Schwiegertochter kamen von Illinois und hielten mit uns zwei Nächte lang Wache. Wir schlüpften in unsere Rollen, als hätten wir unser ganzes Leben lang nichts anderes getan, als uns um Sterbende zu kümmern. Wir wechselten uns beim Kochen ab und saßen am Bett meiner Mutter, während sie zwischen halb wach und bewusstlos hin und her wechselte. Wir erzählten uns Geschichten, lachten, kicherten, weinten. Kauften für unsere große Gruppe ein. Trafen uns im Wohnzimmer und hörten meinem Vater zu, der am Klavier alte Broadway-Stücke, Choräle, Folksongs, und Beethovensonaten spielte. Meine Mutter lag auf dem Sofa und lächelte.

Sie lächelte tatsächlich noch, hielt unsere Hände, sprach ein wenig, und hin und wieder flackerte etwas von ihrer alten Energie auf. Aber mit jedem Tag wurden die Perioden, in denen sie nicht bei Bewusstsein war oder schlief, länger. Meine Mutter war nicht wirklich anwesend, sie konnte das gar nicht mehr sein. Wir waren es aber. Wir waren uns in der Familie immer nahe gewesen, und unsere Mutter war das Zentrum. Jetzt war es anders. Als wir um sie herumsaßen, fanden wir einen Frieden, alles Unwichtige fiel von uns ab. Die Zeit war mit etwas anderem angefüllt, von dem auch andere gern Teil sein wollten. Ein Freund nannte es einmal »geheiligt sein«. Bekannte kamen und versuchten, dabei zu sein. Unsere Familie fühlte sich ganz besonders miteinander verbunden, wir hatten ein neues Bewusstsein für die

Schönheit und Kürze des Lebens. Wir waren dankbar für die Zeit, die wir noch mit unserer Mutter hatten, wir fühlten schlichtweg sehr tief und auf eine Art und Weise wie nie zuvor.

Als Ira Byock sich um seinen sterbenden Vater kümmerte, war das für ihn eine zwar schwierige, aber auch tief bedeutsame Erfahrung. Er schreibt, dass diese Erfahrung sein Verständnis der (möglichen) Bedeutung des Sterbens veränderte. Nach dem Tod seines Vaters begann Byock, Sterbende und ihre Familienangehörigen genauer zu beobachten. Er stellte fest, dass einige ihrer Erfahrungen reich und bedeutungsvoll waren, so wie er selbst das auch erlebt hatte:

> Immer wieder sagten mir Menschen, die den Sterbeprozess eines Angehörigen begleitet hatten, dass der Tod eines geliebten Menschen außergewöhnlich ist. »Als wir erfuhren, dass unsere Mutter todkrank war, war das das Schlimmste, was unserer Familie je zugestoßen war. Aber der letzte Monat mit ihr war vielleicht die schönste Zeit, die wir miteinander hatten« – solche Äußerungen hatte ich immer wieder gehört, aber als sonderbares, wenn auch nettes Phänomen abgetan.[108]
>
> *Ira Byock*

Zum ersten Mal wurde Byock klar, dass gutes Sterben vielleicht kaum bekannt ist, aber ziemlich real. Durch seine Gespräche mit Sterbenden und Angehörigen kam er zu einer zweiten Erkenntnis: »Gutes Sterben ist kein Zufall oder Glück, gutes Sterben kann verstanden und vielleicht unterstützt werden.«[109]

Was ist ein guter Tod?

Menschen sterben so, wie sie gelebt haben, sagen Hospizmitarbeiter, und schütteln den Kopf über die emotionale Dramen, die um manche Sterbende herum aufgeführt werden – angefangen beim Verhalten mancher Patienten Krankenschwestern gegenüber, sinnlosen Streitereien zwischen ehemaligen und aktuellen Partnern darüber, wer nun am Sterbebett sein darf, Auseinandersetzungen zwischen Freunden und Familienangehörigen über die Behandlung oder die verabreichten Medikamente.

Doch auch die Art von friedlichem Tod, wie Byock und ich sie beide erlebt haben, ist nicht die Ausnahme. Als Avery Weismann und J. William Worden ihre klassische Studie[110] über frisch diagnostizierte Krebspatienten durchführten, stellten sie fest, dass viele Patienten gut mit der Aufgabe zurechtkamen, an der Behandlung teilzunehmen, und nicht den Kopf verloren oder in Selbstmitleid feststeckten. Jeder, der mit Sterbenden gearbeitet hat, scheint eine Geschichte zu kennen, wie ein Patient mit einer tödlichen Diagnose auf einmal einen tieferen Sinn für das Leben entwickelt, mehr Frieden und Weisheit, manchmal sogar Freude ausstrahlt.

Ein medizinisch-technischer Assistent einer Notaufnahme rief einmal James Hallenbeck an und erzählte ihm von einem 85-jährigen Mann, der – obwohl keine Symptome erkennbar waren – erklärte, er werde sterben. »Es geht ihm gut damit«, sagte er, »aber er will niemanden stören oder zufällig von jemandem gefunden werden. Er will wissen, ob wir ein Plätzchen für ihn haben, wo er in Ruhe sein Ding machen kann.« Als Hallenbeck den Mann traf, schien dieser ihm angesichts seines bevorstehenden Todes sehr vernünftig, ruhig und friedlich zu sein. Er sprach über seine vielen engen Freunde und Angehörigen, die alle schon tot seien, über die wunderbare Arbeit, die er als Restaurator und Hobbymusiker habe machen dürfen. Er erzählte dem Arzt, er wisse nicht, wieso er es wisse, aber er sei sich sicher, zu sterben. Hallenbeck glaubte an die Selbstdiagnose des Mannes:

> Ich fragte, ob ich irgendetwas für ihn tun könne. Ich war fast den Tränen nah, wie umgehauen von der Lebensgeschichte dieses Mannes und dem Grad seines Akzeptierens. Es war wie bei Zen-Meistern, die ihre Schüler zu sich rufen und erklärten: »Ich gehe jetzt, und hier ist mein Gedicht«, um dann während einer Zen-Meditation zu sterben.
>
> Seine Antwort lautete: »Ja, wissen Sie, ich komme mit dieser Fernbedienung nicht klar, und ich schaue mir doch immer um halb acht *Jeopardy* an«. Dabei war ich ihm nur zu gern behilflich.
>
> *James Hallenbeck*

Die Fernbedienung wurde repariert, er stellte dem Mann auch ein Rezept für ein Anxiolytikum (ein Medikament zur Verminderung übermäßiger Ängste) aus, das er aber nicht nahm. Er starb in jener Nacht. Die ruhige Gelassenheit im Angesicht des Todes beeindruckte Hallenbeck nachhaltig. »Ich glaube nicht, dass ich dem auch nur im Entferntesten nahekomme, aber ich weiß jetzt, dass es möglich ist«, sagte er.

Cicely Saunders hatte ebenfalls Patienten, die ausgesprochen gut mit dem bevorstehenden Tod zurechtkamen. Einer der Patienten, an die sie sich am besten erinnerte, war »Mrs. G.«, eine junge Frau, deren Krankheit zu Blindheit und Lähmung führte. In ihren letzten drei Lebensjahren war sie komplett erblindet und konnte sich kaum noch bewegen. Trotz dieser körperlichen Gebrechen hatte die Frau ein sonniges Gemüt, war bei den anderen Patienten und beim Personal beliebt. Saunders schreibt, dass eines Nachmittags, nachdem sie eine Weile an ihrem Bett gesessen hatte, ein anderer Patient zu ihr sagte: »Das Unglaubliche ist, man bedauert sie gar nicht, sie ist so lebendig.«[111] Die Haltung der jungen Frau dem Tod gegenüber beeindruckte Saunders und das gesamte Personal zutiefst. Mit »Mrs. G.« im Kopf schrieb Saunders später: »Viele von uns können zurückschauen und über die Menschen, die wir verloren haben, sagen, dass wir – wie hart und einsam der Weg auch schien – uns nicht an das erinnern, was das Sterben ihnen antat, sondern was sie für unser Denken über den Tod bewirkten.«[112]

Die Erfahrungen meiner Mutter und die der sterbenden Patienten, die Hallenbeck und Saunders beschreiben, waren sehr verschieden. Meine Mutter war zu Hause und umgeben von ihrer Familie und Freunden, als sie starb, Hallenbecks Patient war ganz allein. Und Saunders' Patientin litt viele Jahre unter schrecklichen Nebenwirkungen ihrer Krankheit. Und doch hatten alle drei einen guten Tod – im Bereich Palliativpflege nutzt man diese Beschreibung nicht gern. Es klingt, als ob es den einen, richtigen Weg gäbe oder als ob wir alle exakt den gleichen Tod wollten. Die Idee vom guten Tod kann auch außer Acht lassen, wie sich Werte und Menschen am Ende des Lebens ändern.

Und doch scheinen die meisten Sterbenden ähnliche Wünsche zu haben. Diese Wünsche sind in allen Kulturen annähernd gleich, auch wenn an den Umgang mit diesen Wünschen verschiedene Erwartungen verknüpft werden, je nachdem, wo jemand lebt und welche Ressourcen zur Verfügung stehen. »Was Menschen am Ende ihres Lebens wollen, ist – egal wo sie leben – sehr ähnlich«, sagt Rodin. »Sie wollen Erleichterung ihrer Schmerzen, sie wollen am Ort ihrer Wahl sterben, sie wollen ein Gefühl von ›beenden‹ haben, das Gefühl, ihr Leben war bedeutungsvoll. Sie wollen, dass ihnen wichtige Menschen beim Sterben beistehen.«

Wenn wir wissen, dass wir sterben, ist das, was wir wollen, ziemlich universal. Anhand der Erfahrungen einiger Sterbender wissen wir, dass es zumindest möglich ist, gut zu sterben. Die Frage bleibt aber: Wie gelingt uns das? Wenn Sterben eine Reise ist, dann muss es dafür eine Straßenkarte geben.

»In der Bibel stirbt keiner so«

Unterstützung für Sterbende war einst Domäne der Kirchen, aber auch der kulturellen Traditionen. Starb ein Angehöriger, rief man einen Priester, der einen durch die Zeremonien geleitete, und ein Bestattungsinstitut, das einen bei allen Pflichten unterstützte, die den Lebenden in dieser Situation abverlangt wurden. Manchmal wandte man sich auch an Nachbarn um Hilfe. Religiöse Institutionen und Texte standen zur Verfügung, das Gesundheitswesen spielte eine vergleichsweise kleine Rolle.

Heutzutage erlaubt es die medizinische Versorgung, dass man Krankheiten quasi sammelt, von denen jede einzelne einen früher getötet hätte. Und gleichzeitig versäumt das System es, genügend Hilfe an anderer Stelle zu leisten – mit der Folge, dass Patienten oft verzweifeln. »Mir sagte ein Patient einmal: ›In der Bibel stirbt keiner so.‹ Die Menschen finden wenig Hilfe und Anleitung in unseren alten Texten dafür, wie man mit den vielfältigen Anforderungen ernsthafter Krankheiten und Gebrechlichkeit zurechtkommt, die die moderne Medizin ermöglicht«, sagte Lynn mir[113]. In der Folge fühlen sich Menschen mit tödlichen Krankheiten oft »komplett unvorbereitet und ungeübt«, schreibt Nessa Coyle. Als diese ihre Interviews mit todkranken Krebspatienten führte – sechs davon waren bis zum Ende der Studie gestorben –, sagten diese ihr, sie fühlten sich unvorbereitet auf die Aufgaben, die mit dem Sterben verbunden seien: »Wir wissen es einfach nicht – wie stirbt man? Niemand bringt es einem bei.«[114]

Wer eine tödliche Diagnose erhält, bekommt ein vorhersagbares Bündel an Problemen, so Rodin. Wie viele Forscher im Palliativbereich ist auch er zutiefst betroffen davon, dass »trotz der Tatsache, dass die Probleme so vorhersagbar sind, es keinen organisierten Ablauf gibt, der Menschen in dieser Situation hilft.« Doch langsam ändert sich etwas.

Bewältigungsstrategien

In ihrer Studie versuchten Weisman und Worden vorherzusagen, welcher Patient am besten mit seiner Krankheit zurechtkommen würde. Die Patienten wurden befragt, welche krankheitsbedingten Probleme auf sie zukämen, welche Bewältigungsstrategien sie nutzten und wie die Probleme gelöst würden. Den Forschern war klar, dass nicht jede mögliche Bewältigungsstrategie genannt werden konnte, und sie entwickelten daher eine Liste mit 15 üblichen Strategien, die von Patienten angewendet werden. Die Strategien reichten von »Probleme direkt ansprechen« bis »nachforschen« und »mit anderen darüber reden« – und waren nicht immer erfolgreich. Viel hing von der sozialen oder emotionalen Situation des Patienten ab.

»Nicht jede Strategie kann von jedem genutzt werden«, warnen Weisman und Worden. Und verschiedenartige Probleme verlangen nach ebenso verschiedenartigen Lösungen. Manche Patienten waren wegen ihrer Familien oder ihrer sozialen Situation verletzlicher als andere. Die Forscher fanden heraus, dass die guten Bewältiger – die alle weniger emotional oder sozial verletzlich waren – viele ihrer Probleme lösen konnten. Sie tendierten dazu, »den Fakten ins Gesicht zu sehen, etwas zu finden, das ihnen geeignet erschien, und sich dann vertrauensvoll an die Empfehlungen des Arztes zu halten«. Im Gegensatz dazu tendierten die schlechten Bewältiger dazu, »sich nur wenig mit der Krankheit zu befassen, sprachen sehr wenig und verhielten sich entweder passiv oder unangemessen aggressiv.«[115]

Einige Bewältigungsstrategien, die zunächst so ausgesehen hatten, als ob sie gut wären, entpuppten sich als wenig erfolgreich. Sich mehr Informationen zu beschaffen und seine Sorgen mit anderen Menschen zu teilen, klingt erst einmal nach einer guten Bewältigungsstrategie; in der Studie war es für die Patienten hingegen wertlos. Die Theorie der beiden Forscher besagt, dass Strategien dann effektiv sind, wenn sie tatsächlich dazu genutzt werden, sich mit der Diagnose auseinanderzusetzen, aber nicht funktionieren, wenn man sie dazu benutzt, das Problem zu ignorieren. »Patienten können Informationen sammeln, um die Fakten in Frage zu stellen und nach einer akzeptableren Antwort zu suchen«, schreiben Weisman und Worden. »Sie können ihre Sorgen anderen mitteilen, wollen aber nur eine Art bequemen Resonanzboden für die Frage ›Wieso gerade ich?‹.«[116]

Weismans und Wordens Studie ist noch immer einflussreich, inzwischen aber Jahrzehnte alt. Mittlerweile haben Psychologen, Sozialarbeiter und Mitarbeiter aus dem Gesundheitswesen damit begonnen, Bewältigungsstrategien – Psychologen sprechen von Interventionen – zu untersuchen, die es Menschen leichter machen, mit ihrem Tod zurechtzukommen. Manche dieser Interventionen sind in zufälligen, kontrollierten Studien untersucht worden. Einige sind besonders erfolgreich, und die erfolgreichen Interventionen haben ähnliche Eigenschaften. Typischerweise gehören Sitzungen mit ausgebildeten Fachleuten dazu, in denen Patienten über ihre eigene Sterblichkeit, die Gefühle bezüglich ihrer Diagnose und ihre Trauer sprechen. Sie werden angeleitet, diese zu bewerten, und dann ein neues Gefühl der eigenen Bedeutung zu schaffen. Vor allem bieten diese Interventionen Patienten Raum und Zeit zum Nachdenken.

Byock, Rodin und Virginia Lee gehören zu einer wachsenden Gruppe von Wissenschaftlern, die solche Bewältigungsstrategien entwickeln und darüber forschen. So schaffen sie eine Art Straßenkarte für Sterbende: Wege, wie man in einer modernen Gesellschaft besser durch diese Prozesse navigiert. Wege, um gut zu sterben.

Was bedeutet das Leben, wenn man stirbt?

Als Lee als Krankenschwester auf einer Station für Knochenmarktransplantationen begann, standen viele der Patienten dort kurz vor dem Tod oder – sofern die Transplantation erfolgreich war – vor der Erfahrung einer Art Wiedergeburt. Während die meisten von ihnen mit extremer Unsicherheit kämpften, ging es einigen »fantastisch gut«. Lee fragte sich, warum das so war. Sie begann damit, Patienten zu interviewen, wie sie zurechtkamen, und sie entdeckte das Hauptproblem von Menschen mit einer tödlichen Krankheit: Sie hatten das Gefühl für die Bedeutung, den Sinn ihres Lebens verloren. Für viele bedeutet dieser Verlust, dass ihre Welt zerbricht. Einige von Lees Patienten schienen aber resilienter zu sein. Sie entdeckten eine neue Bedeutung, die in ihr verändertes Leben passte, und das unabhängig davon, ob sie die tödliche Diagnose gerade erst bekommen hatten, mitten in der Behandlung waren oder kurz vor dem Tod standen.

In einer Übung, die Lee ihre Patienten machen ließ, bat sie diese, eine Linie zu ziehen, die ihr Leben darstellt. Die Patienten sollten dann dort einen Punkt machen, wo sie sich gerade sahen. Ziemlich am Ende? Ganz am Anfang, in der Mitte? Unabhängig von Alter oder Diagnose platzierten die meisten Menschen den Punkt ungefähr auf drei Vierteln der Strecke. Sie waren der Meinung, ihr Leben sei ungefähr zu Drei Vierteln vorbei. Lee war überrascht, dass einige Patienten den Punkt jedoch ganz am Anfang der Linie setzten. »Es war kaum zu glauben. Das waren Patienten, die mir sofort sagten, dass sie viel nachgedacht hätten und wüssten, wo ihre Prioritäten lagen.« Für diese Patienten war die tödliche Diagnose so etwas wie ein Weckruf, der sie an den Anfang eines neuen Lebens stellte. »Sie waren überzeugt davon, eine zweite Chance für ein wirklich bedeutsames Leben zu bekommen.«

Lee war besonders beeindruckt davon, wenn junge Menschen durch ihre Krebsdiagnose einen neuen Lebenssinn entdeckten. »Einige, nicht viele, vielleicht ein oder zwei, kamen und sagten, das ist das Beste, was mir passieren konnte. Denn jetzt weiß ich, was ich mit meinem Leben anfangen möchte. Ich werde keine Zeit mehr verschwenden.«

Die Resilienz, die Lee bei einigen ihrer Patienten sieht, ist eine urmenschliche Motivation. Bis zu einem gewissen Grad hat sie jeder, aber manchmal brauchen Menschen einen äußeren Anreiz, um diese Resilienz zu nutzen. Lee sammelte alles, was sie von den guten Bewältigern gelernt hatte, und fasste es in einer Intervention zusammen. Diese nutzte sie bei Patienten mit ganz unterschiedlichen Krebserkrankungen und in verschiedenen Krankheitsstadien – manche hatten eine realistische Überlebenschance, anderen würden sterben. In einer Pilotstudie bot Lee die Intervention zwei Frauen an, die Eierstockkrebs im fortgeschrittenen Stadium hatten. Für die meisten Patienten beträgt die Fünfjahresüberlebensrate unter 50 Prozent. Lee konzentrierte sich vor allem auf frisch diagnostizierte Patienten, weil diese, auch bei einer tödlichen Diagnose, »noch so viel Lebenszeit vor sich haben«.

In der Intervention treffen sich die Patienten mit einem Onkologen oder Psychotherapeuten – in der Pilotstudie nahm Lee selbst diese Rolle ein. Der Arzt hilft dabei, die Bedeutung des eigenen Lebens wieder zu erkennen, und ermutigt die Patienten, ihr Leben neu zu bewerten und sich die Fragen zu stellen, die sie sich ohnehin schon oft gestellt haben:

- Hatte mein Leben einen Sinn?
- Habe ich zu etwas beigetragen?
- Was hinterlasse ich meinen Kindern, meinen Arbeitskollegen, meinem Ehepartner, meinen Freunden?
- Mache ich für die Welt einen Unterschied?
- Weil ich weiß, dass ich diese Welt jetzt verlassen muss, war alles umsonst, oder welchen Wert und welchen Sinn hatte es, hier zu sein?

In vier Sitzungen werden die Patienten durch eine Reihe von Aufgaben geführt, in denen sie ihre Krankheit und deren Folgen auf ihr Leben reflektieren.

In der ersten Sitzung besprechen die Patienten, was ihnen jetzt, in der Gegenwart, passiert – die tödliche Diagnose, ihre Gefühle darüber, ihre Trauer. »Ich erkenne an, dass es eine wirklich schwere Zeit ist, vielleicht die schwerste, mit der sie je zurechtkommen mussten«, sagt Lee.

> Aber während ich ihnen zuhöre, wie sie ihre Geschichte erzählen, schaue ich nach Bereichen ihres Lebens, die sie nach wie vor kontrollieren können, die nicht so schlecht sind, in denen sie nach wie vor Freude empfinden und weiter bedeutsame Momente erleben können. Und das spiegle ich ihnen zurück. Ich gebe ihnen also einen ausgeglichenen Blick auf ihr Leben, jetzt mit dem Krebs.

Die zweite Sitzung dreht sich um die Herausforderungen der Vergangenheit. »Ich habe diese Resilienz aufgebaut, weil ich auf andere Momente in meinem Leben schaue, die genauso unerwartet kamen wie der Krebs. Vielleicht war das Ausmaß geringer, aber sie waren unerwartet, nicht kontrollierbar und unvorhersehbar«, erklärt sie. Jobs oder Beförderungen, die man nicht bekommen hat, manchmal ohne jedes eigene Zutun. Partner, die Affären hatten, Beziehungen, die auseinanderbrachen, schwere Rückschläge, Autounfälle, andere Katastrophen.

Lee befragt die Patienten, wie sie mit diesen vergangenen Herausforderungen umgegangen sind, und erinnert sie daran, dass sie ihre Fähigkeiten nun auch auf den Krebs anwenden können.

In der dritten Sitzung sprechen die Patienten über die Zukunft – ihre Prioritäten und Ziele im Kontext des akzeptierten Sterbens. Lee führte eine klinische Studie mit 74 Patienten durch, die Darm- oder Brustkrebs hatten, von denen die Hälfte die Intervention erhielt und die andere Hälfte nicht. Die Mitglieder der Kontrollgruppe durften sich jedoch anderweitig psychologische Hilfe suchen. Die Antworten der Patienten auf die Intervention waren beeindruckend, sagt sie. Wer die

Intervention erhielt, hatte danach ein besseres Gefühl für sich selbst und mehr Selbstwertgefühl. »Sie dachten optimistischer über ihre Zukunft, auch wenn sie Krebs hatten, und bei allen wuchs ihr Selbstvertrauen.«

Lee beobachtete, wie Patienten durch die Intervention resilienter wurden, und dass sie mehr Mitgefühl für andere entwickelten. Ihr Anliegen ist es, mehr Menschen diese Intervention zugänglich zu machen. Sie hat ein Arbeitsbuch entwickelt, das durch eine Reihe von Nachdenk-Übungen führt. Zurzeit entwickelt sie eine App dazu.

Einige Warnungen

Lee lernte auf die harte Tour, wie wichtig es ist, nicht davon auszugehen, Patienten seien immer positiv. Als sie ihre Intervention entwickelte, erzählte die erste Patientin ihr, wie sie mit ihrer Diagnose zu kämpfen habe: »Ich komme einfach nicht damit zurecht. Ich habe all diese Bücher darüber gelesen, wie Leute es gut machen, und ich fühle mich so schlecht. Ich fühle mich noch schlechter, weil ich nicht wie all die anderen bin.«

»Gottseidank war es die erste Intervention«, sagte Lee. »Danach nämlich änderte ich die Art und Weise, wie ich die Intervention einführte. Für mich war wichtig, meinen Studenten zu vermitteln, dass Patienten Gelegenheit zum Trauern haben und sich für die Veränderungen und Verluste in ihrem Leben Zeit nehmen.«

Lee und andere Palliativexperten warnen, dass jede tödliche Diagnose schwierig ist. »Kritiker der Idee des guten Sterbens weisen mich darauf hin, dass der Tod fast nie schön ist, sondern oft unordentlich und hässlich«, schreibt Byock in seinem Buch *Dying Well.* »Dem stimme ich zu. Sogar für Menschen, die einen guten Tod haben, ist der Prozess des Sterbens selbst wenig erfreulich, tatsächlich ist es fast immer eine herzzerreißende Zeit.«[117]

Für manche ist schon der Begriff des guten Todes schwierig, nicht nur wegen der Implikationen, sondern auch, weil sie den Eindruck haben, die Patienten seien dazu verpflichtet, gut mitzuarbeiten – und das zu einer Zeit, in der sie mit Schmerzen kämpfen, mit Verlusten und Leid. Sterbende in einer Studie, die von Judith Wrubel durchgeführt wurde, erzählten von dem Druck, optimistisch sein zu müssen. »Egal wie optimistisch ein Mensch ist oder wie sehr er jeden Lebensmoment genießt, es gibt die tägliche Realität von Krankheit und Schmerzen«, schreibt sie. »Es gibt einfach keinen ›guten‹ Weg, damit umzugehen, der Schmerz und Leid vergessen lässt.«[118] Es sei auch ungerecht, von Sterbenden schier Übermenschliches zu erwarten. Viele Menschen wüchsen in dieser Situation über sich hinaus, gingen ihre Krankheit tapfer an, und das komme anderen unglaublich heroisch vor. Oft stellen wir diese Menschen dann auf ein Podest. Das aber kann die Schwierigkeiten, die wahren Folgen ihrer Krankheit verschleiern, genauso wie die Tatsache, dass ihr Leben weiterhin Höhen und Tiefen kennen wird. Sogar Menschen, die mit ihrer Diagnose extrem gut umgehen, äußern manchmal Ärger, Frustration und Erschöpfung, so Wrubel.[119]

Sterben bedeutet, sich größeren Herausforderungen zu stellen als je zuvor im Leben. Bewältigungsstrategien und Interventionen können dabei helfen. Gary Rodin aber erinnert daran: »Es gibt ein Leid, das nicht ausgelöscht werden kann.«

Die Intervention CALM

Als Rodin und seine Kollegen im Princess Margaret Cancer Centre in Toronto ihre Studie an Krebspatienten im fortgeschrittenen Stadium durchführten, fanden sie heraus, dass jeder einzelne von ihnen irgendwann unter Depressionen und Hoffnungslosigkeit litt. Das Team beschloss, zu handeln. Die Teammitglieder interviewten die Patienten zu den Problemen, die vor ihnen lagen, und entwickelten aus diesen Gesprächen eine eigene Intervention.

Sie erkannten, dass Patienten von der Fülle der Behandlungen manchmal wie überwältigt waren, so dass sie wenig Zeit und Energie hatten, die sie dem Leben in den verbleibenden Monaten widmen konnten.

»Das Hauptproblem ist, gleichzeitig über den Tod nachzudenken und weiter zu leben – und genau dabei soll unsere Intervention helfen«, erklärt Rodin.

Die Forscher wussten, dass Patienten Zeit und Gelegenheit zum Nachdenken benötigten und dass sie von der Zusammenarbeit mit Spezialisten profitieren würden. Sie wollten relativ strukturierte Sitzungen entwickeln, in denen Patienten Unterstützung beim Durchdenken der komplexen Probleme bekamen, aber auch Spielraum hatten für alles, was sie gerade besonders beschäftigte. Rodins Team nannte die Intervention CALM (= [Managing] Cancer and Living Meaningfully).[120] Die Technik ist eigentlich sehr einfach. Über einen Zeitraum von 2 Monaten treffen sich die Patienten mit ausgebildeten Gesundheitscoaches für 6 Sitzungen von je 1 Stunde Dauer. Der Therapeut führt durch das Gespräch und spricht dabei vier zentrale Themen an, aber der Patient entscheidet, ob er sich gleichzeitig auf verschiedene Probleme konzentrieren will, wie viel Zeit er jeweils damit verbringen möchte oder welches Thema er in welcher Sitzung ansprechen will. Die Themen sind zwar nummeriert, aber die Patienten entscheiden, in welcher Reihenfolge sie über welches Thema sprechen wollen.

Der erste Themenschwerpunkt konzentriert sich auf ganz praktische Gesundheitsaspekte. »Patient und Therapeut besprechen Fragen wie ›Wie gehst du mit deinen Symptomen um?‹, ›Wie sprichst du mit deinen Ärzten?‹, ›Wie triffst du Entscheidungen über Behandlungen?‹ etc. Also all die Dinge über die Beziehung zwischen dir und dem Gesundheitssystem, das ja extrem wichtig wird«, sagt Rodin. »Wenn du die Diagnose einer schweren Krankheit erhältst, bist du vielleicht dann zum ersten Mal in deinem Leben mit der Komplexität des Gesundheitswesens konfrontiert. Besuche beim Onkologen sind meist kurz, die Patienten haben in der Regel kaum die Gelegenheit, die Informationen und Optionen in aller Tiefe und Breite zu besprechen. Im Gegensatz dazu gibt die Intervention CALM ihnen die Möglichkeit, zu besprechen, was gerade passiert. Die Frau eines Patienten erzählte Rodin, dass die therapeutischen Sitzungen ihr und ihrem Mann – und beide hatten zahlreiche Spezialisten aufgesucht – zum ersten Mal vermittelten, dass sie vom Gesundheitssystem als ganzheitliche Menschen behandelt würden. »Jeder schaut einen Patienten an und denkt, aha, ein Lungenproblem, ein Knochenproblem, ein Hautproblem – und jeder löst diese kleinen Probleme, aber niemand schaut auf den gesamten Menschen«, sagte sie den Forschern.[121]

Die Therapeuten ermutigen Patienten, nicht zuzulassen, dass medizinische Probleme ihr Leben dominieren, sagt Rodin: »Es gibt ja diese Illusion, dass man später Zeit hat, sein Leben zu leben, dem ist aber nicht so. Du musst in der Lage sein, dein Leben jetzt zu leben.« Wenn man eine tödliche Krankheit hat, passiert es schnell, dass Krankheit und Gesundheitssystem das Leben dominieren. Man muss oft sehr schwierige Entscheidungen treffen, etwa welche Behandlungen man machen, ob man an klinischen Studien teilnehmen oder mit der Behandlung überhaupt fortfahren möchte. Es ist also sehr verführerisch, die gesamte Zeit damit zu verbringen, die optimale Behandlung zu finden, sogar dann, wenn diese weniger effektiv sind. Wenn man das Geld hat, gibt es immer Ärzte mit experimentellen Ansätzen, finden sich Kliniken, in die man für eine neue Behandlung reisen kann, gibt es immer noch mehr Medikamente und noch mehr Operationen, die man ausprobieren kann.

Statt aber diese entmutigende Suche nach immer neuen Behandlungen anzutreten, die einem Lebenszeit stiehlt, sollte man lernen, wann und was man Ärzte über die wirklich wichtigen Dinge fragen will, sagt Rodin. Zum Beispiel Fragen nach Beweisen dafür, dass eine bestimmte Therapie wirklich die Lebenszeit verlängert. Fragen danach, ob man wirklich ein geeigneter Kandidat für diese Behandlung ist, Fragen nach der Lebensqualität, die man erwarten kann, und danach, welche Behandlung dazu beiträgt oder eben nicht.

Wenn man diese Fragen nicht stellt, verfolgt man vielleicht eine Behandlung weiter, die man überhaupt nicht möchte. Rodin hörte oft, dass der Behandlungsprozess einem Zug gleiche: Die Ärzte beginnen eine Behandlung, dann folgen Runde um Runde von Chemotherapie, Medikamenten oder anderen Behandlungen fast automatisch. Im schlimmsten Fall werden sogar Behandlungen, die schmerzlich und entkräftend sind, fortgesetzt, auch wenn sie weder die schweren

Symptome erleichtern noch das Leben des Patienten verlängern. Für den Zug ist es einfacher, in Bewegung zu bleiben, die Behandlungen werden einfach fortgesetzt, sagt Rodin, statt dass man innehält und bespricht, welche Entscheidung für einen bestimmten Patienten zu einem bestimmten Zeitpunkt in der Entwicklung seiner Krankheit sinnvoll ist.

Die Antwort ist nicht immer eindeutig. Manchmal werden Chemotherapie oder Röntgenbestrahlung eingesetzt, um schmerzende Tumoren zu reduzieren. Manchmal sind Patienten bereit, durch großes Leid zu gehen, um ihr Leben um einige Wochen zu verlängern. Rodin sagt, weder er noch andere Therapeuten versuchten, Patienten zu raten, welche Therapien sie fortsetzen sollen, sie helfen Patienten dabei, die Implikationen ihrer Wahl besser zu verstehen.

Der zweite Themenschwerpunkt der CALM-Intervention bezieht sich auf die drastischen Veränderungen, die stattfinden, wenn bei jemandem eine tödlichen Krankheit diagnostiziert wird. »Alles, was dazu beiträgt, dass du dich gut fühlst – wie du aussiehst, dein Erscheinungsbild, deine Fitness, deine Fähigkeit zu arbeiten, wie du dich in der Familie und in anderen Beziehungen engagierst – all das wird von einer tödlichen Krankheit wie Krebs unterminiert«, so Rodin. Und das kann auch mit Beziehungen passieren: »Es kann gut sein, dass man etwas anderes in der Beziehung braucht.« Vielleicht hast du dich lange um deine Kinder oder deine altgewordenen Eltern gekümmert, und jetzt bist du derjenige, der abhängig ist. Patienten erzählten Rodin, dass schon die Möglichkeit, darüber zu sprechen, wie andere mit einem interagieren, hilfreich sei. Ein Patient stellte fest, Krebs eiche die Beziehung zu Freunden neu. »Es gibt die, die unbedingt teilhaben wollen, weil sie dir helfen möchten. Und es gibt die, die sich sehr unwohl fühlen und nicht einmal darüber sprechen wollen. Und dann gibt es die, die helfen wollen, von denen ich aber keine Hilfe will«, erklärte der Patient den Wissenschaftlern.[122] Die Therapie erlaubt dem Patienten, andere Menschen sie selbst sein zu lassen und sie nicht nach den Reaktionen auf seine Krankheit zu bewerten.

Für mindestens eine Sitzung wird ein Familienangehöriger, Freund oder Pflegender ermutigt, teilzunehmen. Diese gemeinsame Sitzung hilft beiden, sich zu unterstützen. »Für jeden ist die tödliche Diagnose eine persönliche und familiäre Katastrophe. Und die beeinträchtigt nicht nur den Patienten, sondern seine ganze Familie«, sagt Rodin.

Tatsächlich sind Ehepartner manchmal verzweifelter als Patienten selbst. »Wenn das Lebensende naht, wird dein Blickfeld kleiner, es gibt nicht mehr so viele Sorgen«, so Rodin. Im Gegensatz dazu haben Angehörige jetzt eher mehr Sorgen als sonst. Irgendwann sind Patienten nicht mehr in die alltäglichen Aufgaben wie Einkaufen, Kochen oder Rechnungen zahlen eingebunden, irgendwann hören sie auf, über langfristige finanzielle Verpflichtungen nachzudenken. Der Ehepartner aber muss sich nicht nur jetzt, sondern auch zukünftig darum kümmern. Die gemeinsamen Sitzungen geben beiden die Möglichkeit, über ihre Anliegen zu sprechen, und zwar so, dass dies ihre Beziehung nicht schadet oder sie sich gegenseitig weh tun.

Der dritte Themenschwerpunkt konzentriert sich darauf, dass der Patient ein neues oder erneuertes Gefühl von Bedeutung und spirituellem Wohlbefinden findet. Nach dem ersten existenziellen Schock denken die Menschen mehr darüber nach, wie die tödliche Diagnose die Bedeutung ihres Lebens verändert. Und es ist nicht überraschend, dass diese Fragen dringlich sind. »Wir alle sollten darüber nachdenken – vielleicht ist das der größte Wert der Arbeit mit todkranken Patienten – aber wer nur noch ein Jahr zu leben hat, muss darüber nachdenken, was in seinem Leben wirklich wichtig ist. Die Leute müssen ihren Lebenssinn wiederfinden, ihr Selbstwertgefühl«, sagt Rodin.

Beim vierten Themenschwerpunkt geht es um das Sterben an sich. Egal, ob Patienten religiös sind oder nicht, sie alle wollen die veränderten Prioritäten und existenziellen Fragen ansprechen. Das hilft bei sehr praktischen Fragen wie dem Verfassen eines Testaments oder der Planung für die Versorgung der Familie, aber auch in viel metaphysischerem Sinn, wie etwa dabei, mit den Ängsten vor dem Tod zurechtzukommen.

Die Forscher sagen, viele Patienten hätten es ein unaussprechliches Tabu[123] genannt, wenn es darum gehe, das Thema Tod und Sterben bei Familie und Freunden anzubringen – auch wenn dies das Problem sei, das sie am meisten umtreibe. In den CALM-Sitzungen fühlen sie sich frei, ihre eigene Sterblichkeit zu erforschen, darüber zu sprechen, was nach dem Tod mit ihnen geschieht, über ihre Ängste vor Schmerzen oder darüber, dass sie gar keine Angst haben. Die Patienten sagten immer wieder, wie erleichtert sie seien, das Thema mit einem Therapeuten besprechen zu können. Danach waren sie oft in der Lage, darüber auch mit der Familie oder Freunden zu reden.

Die Teilnehmer der CALM-Studie erzählten, dass die Mischung aus praktischen, emotionalen und spirituellen Hilfestellungen sie besonders angesprochen habe. »Es gibt keinen Zweifel, dass die Intervention überaus hilfreich war«, so Rodin.

Wer keinen Zugang zu Therapeuten oder Therapien wie CALM hat, kann trotzdem lernen, wie man besser mit dem Tod umgeht. Eine Möglichkeit ist Byocks Ansatz »vier Dinge, die am meisten bedeuten«; so lautet auch der Titel seines Buches[124].

Vier Dinge, die am meisten bedeuten – ein DIY Modell

Byock sagt, er wisse selbst nicht genau, wie er auf die vier Aussagen gekommen sei, die Sterbende seiner Meinung nach denen sagen sollen, die sie lieben. Er hatte sich mit einem Sozialarbeiter in Fresno unterhalten, der Sterbenden dabei half, ihr Leben gut zu beschließen. Seine Ratschläge bildeten den Grundstein. Byock selbst fragte schon als junger Arzt Patienten das, was er sie noch heute fragt:

> »Wenn du, was der Himmel verhüten möge, oder jemand, den du liebst, plötzlich sterben sollte, gäbe es dann wichtige Dinge, die deiner Meinung nach zwischen euch ungesagt blieben?« Manchmal frage ich auch: »Menschen, die du irgendwann geliebt hast, zum Beispiel deinen Exmann oder deine Exfrau?«

> Ich stelle diese Frage in einer Art lauten Denkens, als würde ich sie mir selber stellen. Und typischerweise schauen die Menschen mich dann an, als hätte ich gerade ihre Gedanken gelesen, als hätte ich es gewusst. »Woher wissen Sie das?« Und ich antworte: »Nun ja, so ist es meistens. Es gibt immer Menschen, die einander viel bedeuten.«
>
> *Ira Byock*

Menschen sind miteinander verbunden, weshalb wir uns gegenseitig sehr viel mehr als Dinge oder Aktivitäten bedeuten, erklärt Byock. Das sei der Grund, aus dem Sterbende eine Art von Abschluss mit den Menschen brauchen, die ihnen in ihrem Leben am meisten bedeutet haben. Beziehungen abschließen ist nicht das Gleiche wie sie zu beenden: Lebende haben weiterhin eine Beziehung zu Menschen, die gestorben sind. Die Beziehung endet nicht mit dem Tod. Vollendet und abgeschlossen ist sie, wenn man alles Wichtige gesagt hat, das man einander sagen möchte.

Byock erzählt, dass er diese Art von Abschluss mit seinem Vater empfunden habe, und dass ihre Beziehung weiter sehr lebendig sei, auch nach dem Tod seines Vaters: »Ich würde nicht behaupten, dass ich wirklich mit ihm spreche, aber er ist immer in meinen Gedanken, wenn ich Dinge beobachte, bestimmte Erfahrungen mache und mir wünschte, er wäre da, um mit ihm darüber zu reden oder es mit ihm zu teilen.«

Zentral für den Leitfaden, den Byock ausgearbeitet hat, sind klare Aussagen für Sterbende, die sie an geliebte Menschen richten können. Diese Aussagen sind die Quintessenz verschiedener Anliegen, die er über viele Jahre mit Patienten besprochen hat:

Bitte vergib mir.

Ich vergebe dir.

Danke.

Ich liebe dich.

Auf Wiedersehen.

In seinen Büchern *Sterben. Wachsen im Umgang mit dem Tod*[125] und *The four things that matter most*[126] hat Byock einige Situationen beschrieben, in denen er die Wirksamkeit dieser Aussagen beobachten konnte. Und auch, wie Sterbende so Sinn und Frieden im Tod finden konnten. Sie helfen Sterbenden und ihren Angehörigen, alte Wunden zu heilen. Sogar in guten Beziehungen machen diese Aussagen oft den Unterschied, schreibt er. Sie erlauben einer Familie, über ihren Kummer zu sprechen und glückliche Erinnerungen zu teilen.

Wenn Patienten über diese Punkte nachdenken, erkennen sie manchmal, dass es noch ganz andere wertvolle Dinge gibt, die sie ihren Angehörigen sagen möchten. Er erzählte mir von einem Gespräch mit einer Frau, die metastasierenden Krebs hatte.

> Sie sagte: »Meine Tochter hat sich nie selbst gefunden. Sie ist ziemlich erfolgreich, aber sie ist eine alleinerziehende Mutter und hatte nie Glück mit Männern. Sie besucht so einen Psychiater in Boston«, dabei rollte sie mit den Augen, »Sie wissen schon, 200 Dollar pro Stunde, zweimal die Woche.« Ich hörte zu und ließ sie erzählen, ich lehnte mich nach vorn und hörte genau zu.
>
> Als sie fertig war, sagte ich: »Wissen Sie, mir kommt es so vor, als ob Sie Ihre Kinder sehr liebten. Ich will nicht aufdringlich sein, aber wenn Sie eine Sache finden würden, die Sie jedem Ihrer Kinder sagen könnten, nicht nur die vier Dinge, über die wir gesprochen haben, sondern etwas, wodurch Sie Ihre Liebe ausdrücken und sagen können: ›Ich bin stolz auf dich, ich bin stolz darauf, deine Mutter zu sein‹ – was wäre das für ein Geschenk! Wer sonst auf der Welt könnte dieses Geschenk machen?«
>
> Die Frau begann zu weinen. Ich war ganz still, sehr fokussiert, und ließ es geschehen. Auf einmal begann sie zu lachen. Das brachte mich aus dem Konzept und ich fragte sie: »Warum lachen Sie? Was ist los?« Die Frau antwortete: »Nun ja, das ist genau das, was sie braucht, Doktor Byock. Sie braucht eine Mutter, die ihr sagt, wie sehr sie sie liebt und wie stolz sie ist«. Dann lachten wir beide, weil die Lösung so einfach und doch so entscheidend war.
>
> *Ira Byock*

Byock sagt, wenn er zu seinen Aussagen, die Bedeutung haben, noch eine hinzufügen würde, dann wäre es bestimmt diese: Ich bin stolz auf dich. Ganz besonders wichtig für Eltern, dies ihren Kindern zu sagen.

Auf einen Punkt kommt Byock immer wieder zurück: Sterbende haben uns immer noch etwas zu geben. Den Menschen, die sie lieben, aber auch der Gemeinschaft. Die Gesellschaft vergisst das sehr oft. Eine tödliche Diagnose wird häufig so verstanden, dass das Leben oder zumindest die Chance auf ein sinnstiftendes Leben vorbei sei. Menschen glauben viel zu oft, dass todkranke Menschen nichts mehr geben können. Genau das aber hat Byock so nie erlebt.

Fang früher mit der Arbeit an

Hallenbeck hatte erlebt, wie sehr seine Eltern darunter litten, dass sie ihre alten Identitäten nicht loslassen konnten, während sie im Sterben lagen, und er versprach sich selbst, dass ihm das nicht passieren werde. Seitdem übt er das Loslassen. »Die Arbeit, die vor jedem von uns liegt, um im Tod weniger zu leiden, muss man tun, bevor man stirbt«, ist er überzeugt. Er verdeutlicht das am Beispiel zweier sterbender Patienten, beide mit einem ähnlichen Grad an Demenz, denen die Windeln gewechselt wurden. Einem war die Erfahrung entsetzlich peinlich, und er sagte immer wieder Dinge wie »Das ist so unwürdig«, »Wie konnte mir das nur passieren«, »Das ist so peinlich«. Der andere dankte der Krankenschwester: »Danke, meine Liebe, danke, dass du das tust. Ich bin dir so dankbar, dass du mir die Windel wechselst.«

Trotz der ähnlichen Umstände litt der eine Patient deutlich mehr als der andere. Die Menschen, die weniger leiden, haben, so glaubt Hallenbeck, ihr Leben von allen Seiten betrachtet und versucht, wichtige Dinge vor ihrem Tod zu verändern. Die, die an etwas festhalten und nicht loslassen können oder die etwas sehr bedauern, leiden am meisten. Und gegen dieses Leid gibt es keine Medikamente.

Friedlich sterben

Auch in den letzten Wochen oder Tagen ihres Lebens finden Menschen Frieden oder Sinn und Gnade. So war es bei meiner Mutter, die zu Hause palliativ versorgt wurde. Mein Vater hatte ihre Freunde in Kentucky, wo die beiden über 40 Jahre gelebt hatten, darüber informiert, dass seine Frau im Sterben lag, und nun trudelten die Briefe und E-Mails ein.

Einer von uns las sie Mutter vor, dann nochmals, weil sie zwischenzeitlich eingeschlafen war. »Ich mag den Klang eurer Stimmen«, sagte meine Mutter. Von dem Lob, mit dem sie überhäuft wurde, war sie ziemlich unberührt. Dankesworte und Komplimente von Leuten, die ich vergessen oder von denen ich nie gehört hatte. Leute, die sagten, sie sei wie eine zweite Mutter zu ihnen gewesen, ein intellektueller Lichtstrahl, die eine Person, mit der sie hätten reden können, der sie vertrauen konnten.

Als wir alle Briefe vorgelesen hatten, lasen wir ihr Gedichte vor. William Wordsworth, Robert Service und Walt Whitman, Emily Dickinson, Wendell Berry und Mary Oliver. Manchmal lasen auch die Kinder meines Bruders etwas vor; sie taten sich schwer mit der Sprache des 19. Jahrhunderts. Die gleichen Gedichte wurden wieder und wieder vorgelesen, aber niemand störte sich daran.

Eines Nachmittags saß ich mit einer Freundin aus Kinderzeiten auf dem Boden, wir sangen Lieder von damals: den Folksong »Ho, Young Rider, Apple-cheeked One, Whither Riding?«[127] oder »Try not to get worried« aus dem Musical *Jesus Christ Superstar*. Wir sangen leise. Meine Mutter schlief, und wir fühlten uns wieder wie kleine Mädchen, die sich ins Kinderzimmer verkrümelt hatten, Händchen hielten, und wir waren voller Erinnerungen. Mutters Augen waren geschlossen, aber sie lächelte. Und wartete.

7 Wachstum und Vermächtnis

Menschen, die eine tödliche Diagnose erhalten haben, kommen manchmal damit nicht nur zurecht, sie wachsen sogar daran. Sie bringen Beziehungen in Ordnung oder vertiefen sie. Sie finden eine tiefere Spiritualität oder Sinn in dem Leben, das ihnen noch bleibt. Sie schaffen ein Vermächtnis guter Erinnerungen für die, die sie zurücklassen. Wenn das geschieht, dann *weil* – nicht obwohl – sie die Herausforderungen des Todes sehen und mit Schmerzen und Verlust kämpfen.

Bevor Deb Callahan Krankenschwester wurde, arbeitete sie auf einer Frühgeborenenstation. Angesichts der Schwierigkeiten, mit denen Frühchen zu kämpfen haben, wurde ihr die Bedeutung der Zeit im Mutterleib besonders deutlich. »Babys brauchen diese 40 Wochen des Reifens, um sich zu entwickeln«, ist sie sich sicher. Und sie glaubt, dass etwas sehr Ähnliches am anderen Ende des Lebens passiert, in den letzten Wochen vor dem Tod. »Vieles passiert in diesen letzten Wochen, ganz besonders mit Beziehungen«, so Callahan. Sie erlebte, wie Sterbende die Beziehung zu Verwandten in Ordnung brachten oder wie sie allen um sich herum einen tieferen Sinn und Freude vermitteln. Als bei ihrer eigenen Mutter eine tödliche Krankheit diagnostiziert wurde, beobachtete Callahan, wie diese im Angesicht des Todes stärker wurde. »Meine Mutter war immer ein ängstlicher Mensch gewesen. Es war kaum zu glauben, wie sie sich veränderte, nachdem sie ihre tödliche Diagnose erhalten hatte.«

Mrs. G., die junge Mutter, die Cicely Saunders als eine ihrer bemerkenswertesten Patientinnen beschreibt, litt nicht nur unter Blindheit und Lähmungen, sondern unter vielen anderen und ernsten Rückschlägen. Tagsüber mussten ihre Beine wegen der Zuckungen fixiert werden, besonders in den letzten zweieinhalb Jahren waren diese Muskelkrämpfe sehr schmerzhaft. Und doch hat diese junge Frau in gewisser Weise »gewonnen,« schreibt Saunders. Sie beeinflusste hunderte von Menschen, Krankenschwestern, Patienten, Familienangehörige und Freunde, die zu Besuch kamen. Saunders beeindruckte vor allem, dass die meisten Charakterzüge, die Mrs. G. so unglaublich besonders machten, sich erst entwickelten, nachdem sie krank geworden war: »Das Sterben war die Quelle ihres Wachstums, denn von ihrem Ehemann erfuhren wir, dass diese intensive Lebendigkeit, Freude und das Interesse an anderen Menschen sich erst mit der Krankheit entwickelt hatten.«[128] Das Charisma dieser Frau war einzigartig, aber es ist nicht ungewöhnlich für Patienten, die dem Tod ins Auge blicken. Fast jeder Mensch, der stirbt, hat die Fähigkeit, sich zu ändern, und zwar auf eine Art und Weise, die für ihn bedeutsam ist, schreibt Byock[129]. Und diese Veränderung kann für die Menschen um den Sterbenden herum einen großen und bedeutsamen Unterschied machen.

Wir schlossen Freundschaft mit diesem Mann, Marko, der aus Kroatien nach Amerika gekommen war. Man kann Marko nicht beschreiben. Er war ein richtiger Ordnungsfanatiker, der immer wie aus dem Ei gepellt war. Ein Gentleman der alten europäischen Schule. Ein sehr liebenswerter Mann aus einem ganz anderen Kulturkreis, sehr respektvoll Frauen gegenüber. Seine Kindheit war schrecklich gewesen: Sein Bruder hatte Selbstmord begangen, er selber war im Krieg gewesen und in illegale Machenschaften verwickelt gewesen, die ich nie ganz durchschaut hatte, aber gegen Ende seines Lebens sprach er über seine Schuldgefühle.

Er war Uhrmacher und reparierte auch viel, bekam einen Job in New York. Dann stellte man bei ihm einen Hirntumor fest. Er wurde operiert. Aber er hatte kein Geld, er war ein Fall für die Wohlfahrt. Aus irgendeinem mir unbekannten Grund bewarb er sich auf eine Stellenanzeige hin in Chicago. Dort erwähnte er aber nicht, dass er gerade eine Hirntumor-OP hinter sich hatte und unheilbar an Krebs erkrankt war. Er nahm den neuen Job an. Das war in einem Juwelierladen, und er lebte in einer Wohnung direkt über dem Geschäft. Nach ungefähr sechs Monaten verschlechterte sich sein Augenlicht und er hatte Probleme mit dem Gleichgewicht. Eine Frau, die mit ihm arbeitete, schloss Freundschaft mit Marko. Sie bemerkte, dass er niemanden hatte, aber er durch den Job beim Juwelier war er wenigstens krankenversichert. Sie kontaktierte eine Kollegin, und beide begannen, Marko zu unterstützen. Die andere Frau gehörte zu der Kirchengemeinde, der auch ich und meine Schwester angehören. Sie kam zu unserem Komitee und bat, die Gemeinde möge Marko helfen. Die Gemeinde beschloss, ihn quasi zu adoptieren. Wir hatten ein Team von zehn Leuten, Männer und Frauen, die halfen, und das wurde ein ungefähr drei Jahre dauerndes Abenteuer.

Wir trafen uns, mit und ohne Marko, diskutierten, wer was tun sollte, wer ihn zu Terminen fuhr, wer Essen bringen und wer andere Dinge erledigen würde. Marko war von Autos begeistert, deswegen plante die Gruppe einen speziellen Ausflug zur Chicagoer Autoshow. Dorthin geht man im Smoking und es gibt wunderbare Häppchen und Getränke. Wir besorgten ihm einen Smoking und Tickets für die VIP-Eröffnung, für Marko ein unvergessliches Erlebnis. Es war ein ganz besonderer Abend.

Ich behaupte nicht, dass alles perfekt war. Es gab Zeiten, da war er sehr schwierig. Und gegen Ende wurde er ziemlich paranoid. Einer der jüngeren Männer in unserer Gruppe, ein Vater in den Dreißigern, war FBI-Agent. Marko wurde so paranoid, dass er dachte, dieser Mann spioniere ihm hinterher. Wir machten also einiges durch. Marko hatte auch eine spirituell schwierige Zeit. Er war zwar nicht katholisch getauft, betrachtete sich aber als Katholiken. Ich bin nicht gerade ein Fan der vielen Regeln in der katholischen Kirche, wir gehören einer modernen Pfarrei an. Marko gab also vor, katholisch zu sein, und wir spielten einfach mit, sogar unser Pfarrer.

Der schwierigste Teil für mich in dieser ganzen Geschichte war, dass ich einen medizinischen Einsatz in Guatemala geplant hatte. Wir operierten dort und reisten im Februar ab. Marko starb, während ich in Guatemala war. Ich werde das nie vergessen. Damals gab es keine Handys. Ich war draußen bei den Kindern in einem Park und es gab nur ein einziges Münztelefon, jemand zeigte mir, wie es funktionierte, ich rief an und erfuhr, dass er gestorben war. Ich fühlte mich ausgeschlossen, aber für Marko war sehr gut gesorgt worden, das Hospiz hatte sich gekümmert, unsere Gruppe war da gewesen, er hatte einen friedlichen Tod. Ich erinnere mich daran, wie ich den

Hörer auflegte, es war nachts, es war stockfinster, ich sah den Mond und die Sterne, und in diesem Moment fühlte ich mich ihm so nah. Ich erinnere mich daran, dass ich hinaus aufs Feld lief, zum Himmel hinaufschaute und dachte: Gut gemacht, jeder einzelne von uns. Marko war ein Geschenk für uns alle!

Deb Callahan

Posttraumatisches Wachstum

Die Vorstellung, dass aus sehr großem Leid etwas Gutes erwachsen kann, ist alt, schreiben die Psychologen Richard Tedeschi und Lawrence Calhoun.[130] Die Vorstellung, dass aus großem Leid etwas Neues wächst, findet sich in Christentum, Buddhismus, Islam und Hinduismus. Neu sind hingegen die systematischen psychologischen Forschungen, die diese Idee stützen. 1996 schufen Tedeschi und Calhoun den Begriff »posttraumatisches Wachstum«[131], sie definieren posttraumatisches Wachstum als die Erfahrung positiver Veränderungen, die das Ergebnis einer Auseinandersetzung mit einer großen Lebenskrise sind.

Ein bedeutender Teil der Menschen, die Traumata durchleben, berichten von einigen positiven Ergebnissen, die durch die Beschäftigung damit entstanden sind. Je nach den Kriterien, die man anlegt, schätzen Tedeschi und Calhoun, dass zwischen 30 und 90 Prozent der Menschen, die ein Trauma erlebt haben, sagen, sie hätten eine Art Wachstum erfahren.[132] »Die Beweise sind überwältigend. Menschen, die extrem unterschiedliche negative oder überwältigende Erfahrungen machen, erfahren bedeutsame Veränderungen in ihrem Leben, die sie als sehr positiv empfinden«[133], schreiben die beiden. Die Forscher definieren Trauma oder Lebenskrise als Umstand, der die Fähigkeiten eines Menschen, sich anzupassen, infrage stellt, sein Verständnis der Welt und auch die eigene Rolle im Leben durcheinanderbringt, eben »wirklich dramatischen Umstände, nicht nur alltägliche Stressfaktoren«. Die Forscher haben diese positiven Veränderungen an ganz unterschiedlichen Menschen festgestellt, die ein breites Spektrum von Lebenskrisen durchmachten: Flüchtlinge, Geiseln, Soldaten nach dem Einsatz, Opfer von sexueller Gewalt oder von Missbrauch, Eltern, die ein Kind verloren hatten, Menschen, die Ehefrau oder Ehemann verloren hatten, Patienten, die eine lebensbedrohliche Diagnose erhalten hatten. Es gibt zwar einige Studien, die sich mit dem Wachstum in Verbindung mit tödlichen Krankheiten beschäftigen, aber deutlich weniger beschäftigen sich spezifisch mit dem Zusammenhang von posttraumatischem Wachstum und Tod. Deswegen basieren die unten zitierten Studien fast immer auf einer Gruppe von Trauma-Überlebenden, auch wenn Palliativspezialisten viele solcher Geschichten über dieses Wachstum bei Sterbenden erzählen. Zunächst aber ein weiteres »Vorsicht!«.

Erwarten Sie kein Wachstum in der Krise

Forscher warnen davor, man solle nicht erwarten, dass Patienten in quasi übermenschlicher Weise mit ihrer Situation zurechtkämen. Außerdem solle man nicht damit rechnen, nach einem Trauma persönliches Wachstum zu erfahren. Es wäre eine schlimme Verzerrung der Idee des posttraumatischen Wachstums, wenn Trauma-Überlebende ein Gefühl von Versagen oder Makel bekämen, weil sie es nicht erreichten, schreiben Tedeschi und Calhoun.[134] Die Möglichkeit eines Silberstreifs am Horizont macht ein Trauma nicht weniger schrecklich, und furchtbare Geschehnisse solle man nicht einfach als Möglichkeit persönlichen Wachstums sehen. Beide beziehen sich auf Rabbi Harold Kushner[135], der über den Verlust seines Sohnes Aaron schrieb:

Durch das Leben und den Tod meines Sohnes Aaron bin ich ein empfindsamerer Mensch, ein besserer Rabbi und ein einfühlsamerer Ratgeber geworden. Und doch würde ich all das sofort aufgeben, wenn es mir meinen Sohn zurückbrächte. Wenn ich wählen könnte, würde ich auf die spirituelle Entwicklung und Tiefe, die ich aufgrund dieser Erfahrungen erlangt habe, verzichten und wäre wieder, was ich vor 15 Jahren war – ein durchschnittlicher Rabbi, ein gleichgültiger Ratgeber, der manchen helfen konnte und vielen nicht, und Vater eines klugen, glücklichen Jungen. Aber ich kann nicht wählen.

Rabbi Harold Kushner

Auch wenn Menschen Wachstum und Entwicklung nach einem Trauma erfahren, wird ihr Leid deshalb nicht geringer. Tatsächlich erleben manche Menschen posttraumatisches Wachstum und eine posttraumatische Störung gleichzeitig. Nicht jeder findet dieses persönliche Wachstum. Bei manchen Traumata, so die Forschung, ist ein solches Wachstum gar nicht möglich. Und auch wenn es gelingt, braucht es viel Zeit.

Wie posttraumatisches Wachstum funktioniert

Tedeschi und Calhoun beschreiben den Prozess des posttraumatischen Wachstums so: Jeder Mensch hat Glaubenssätze darüber, wie die Welt funktioniert, was sein Platz darin und was seine Identität ist. Diese Glaubenssätze führen zu alltäglichen Entscheidungen und Handlungen und ermöglichen es uns erst, zu funktionieren. Wenn aber eine Katastrophe passiert, können diese Glaubenssätze erschüttert werden. In der Folge einer Katastrophe bauen manche Menschen einige ihrer Glaubenssätze wieder neu auf und gewinnen an Resilienz, so können sie tiefer und empathischer mit anderen kommunizieren, und im Allgemeinen tut ihnen das gut.

Das Wachstum beginnt nicht sofort, schreiben die beiden Forscher. Direkt nach einem Trauma erleben Menschen eine schwierige Phase, in denen sie einfach zu funktionieren versuchen. Sie verbringen Zeit damit, zu verarbeiten, was ihnen widerfahren ist. Wenn die Qual nachlässt, verändern einige sich in positiver Weise. Psychologen stimmen im Wesentlichen darin überein, welche Veränderungen geschehen können. Tedeschi und Calhoun teilen sie in fünf Kategorien ein:

- Menschen finden mehr Stärke, wenn sie erleben, dass sie mit einem Trauma zurechtkommen – denn sie gehen davon aus, dass sie dann auch mit anderen, kleineren Herausforderungen zurechtkommen.
- Menschen entdecken eine neue Wertschätzung des Lebens und verändern ihre Prioritäten.
- Menschen entwickeln warmherzigere, innigere Beziehungen zu anderen. Das kann auch größere Empathie für andere einschließen, denen es schlecht geht, besonders Menschen, die ähnlich traumatische Erfahrungen gemacht haben.
- Menschen erkennen neue Möglichkeiten in ihrem Leben und entscheiden sich für einen neuen Karriereweg oder ein neues Hobby.
- Menschen erreichen eine tiefere Spiritualität, auch wenn sie nicht religiös sind, und beschäftigen sich mehr mit existenziellen Fragen.

Trauma-Überlebende, die diese positiven Veränderungen erfahren, sagen etwa: »Ich bin jetzt viel stärker, als ich mir das je hätte vorstellen können«, schreiben Tedeschi und Calhoun.[136] Oder sie sagen: »Ich kann alles überstehen.« Beide Forscher beschreiben einen älteren Manager, der sagte, sein Krebs und die schwierigen Behandlungen hätten dazu geführt, dass er mit seinen Kollegen über mehr spreche als nur nette Nichtigkeiten. Er erzählte ihnen von den Behandlungen und welche Folgen sie für ihn hatten. Und seine Kollegen erzählten ihm von wichtigeren Dingen, und auch, wie sehr sie mit ihm mitlitten. Diese tieferen, persönlicheren Gespräche führten dazu, dass zwischen dem Mann und einigen Kollegen echte Freundschaften entstanden.

Bei einem anderen Mann, den die beiden beschreiben, änderte sich sein Leben maßgeblich nach einem schweren Herzanfall. Die Ziele des Unternehmens, in dem er arbeitete, wurden weniger wichtig, stattdessen verbrachte er mehr Zeit zu Hause und mit seinen zwei kleinen Kindern. Ein weiterer Patient, dessen Sohn Selbstmord begangen hatte, sagte: »Ich bin für immer gebrochen, ein Mann, der nie wieder vollständig sein kann. Aber ich bin auch stärker, als ich mir je hätte vorstellen können, und mein Herz öffnet sich für Eltern, deren Kinder leiden oder die durch die gleiche Hölle wie ich gehen. Vielleicht kann ich mein Leid dazu nutzen, anderen durch ihr Leid zu helfen.«

Eine Katastrophe führt nicht bei jedem zu mehr Tiefe, Weisheit und Mitgefühl. Was befördert das persönliche Wachstum? Die Forscher fanden heraus, dass dies besonders oft Menschen erleben, die offen sind für Erfahrungen, die optimistisch sind, die in guten sozialen Bindungen leben. Jüngere erleben es häufiger als Ältere, auch wenn Menschen jeden Alters posttraumatisches Wachstum erfahren haben. Wer auch immer man ist – keiner plant, durch Traumata zu wachsen. Jeder versucht nur, durch die Schwierigkeiten durchzukommen und die Kämpfe irgendwie zu überleben.[137]

Posttraumatisches Wachstum und lebensbedrohliche Krankheiten

Ob Menschen posttraumatisches Wachstum erfahren oder nicht, hängt auch von dem Trauma ab, das sie erleiden. Eine Krise muss ernst genug sein und eine Bedrohung der eigenen Identität, Werte und Glaubenssätze beinhalten. Je schlimmer die Katastrophe, desto größer die Chance für Entwicklung.

In einer Studie an Patienten mit Krebs im fortgeschrittenen Stadium und anderen schweren Erkrankungen erfuhren diese deutlich weniger posttraumatisches Wachstum als Patienten, die andere Traumata erlitten hatten, vielleicht, weil das Trauma so überwältigend gewesen war, dass sie förmlich »zugemacht«[138] hatten, vielleicht, weil sie weniger Zeit hatten, damit zurechtzukommen. Verschiedene Studien zeigen, dass Menschen, die eine tödliche oder lebensbedrohliche Diagnose erhalten haben, in irgendeiner Form posttraumatisches Wachstum erleben.[139] So wurden beispielsweise Patienten untersucht, die Brustkrebs, Prostatakrebs oder Knochentransplantationen gehabt hatten, und die meisten von ihnen hatten posttraumatisches Wachstum erfahren. Eine Studie an Patienten, die Operationen bei

Krebs überstanden hatten, fand heraus, dass die Beziehungen der Patienten tiefer wurden, sie das Leben mehr wertschätzten und ihre Prioritäten besser setzen konnten.[140]

In einer Studie aus dem Jahr 2000 mit 24 Frauen mit Brustkrebs sagten mehrere von ihnen, die Krankheit sei das Beste gewesen, das ihnen je widerfahren sei. Viele sahen den Krebs wie einen Weckruf, der sie an das erinnerte, was im Leben wirklich wichtig war. Eine sagte, der Krebs sei für sie wie eine Tür zu innerer Weisheit gewesen. Eine andere berichtete: »Der Krebs gab mir ein besseres Verständnis davon, was es bedeutet, jeden Tag bewusst zu leben, und wie man das wertschätzt, was man gerade jetzt hat.«[141]

Eine Studie aus dem Jahr 2007 fand heraus, dass einige Patienten mit lebensbedrohlichen Krankheiten sich sogar wohler fühlten als zuvor. Eine Patientin erzählte den Forschern: »Von außen betrachtet ist meine Krankheit eine schlechte Erfahrung. Aber sie hat mich an einen Punkt in meinem Leben geführt, an dem ich klarer sehe, was wirklich wichtig ist und was nicht.« Durch ihr Leiden sei sie ihrer eigenen Spiritualität nähergekommen und habe besser verstanden, was das Leben für sie bedeutet: »Warum sind wir hier? Wir sind so kurz hier. Wir haben einiges zu erledigen, in meinem Fall, so denke ich, bin ich hier, um mich um meine Kinder zu kümmern und sie auf dem besten Weg ins Erwachsensein zu begleiten.«[142] Die Patientin spricht ein immer wiederkehrendes Thema an: Die erlittenen Traumata führen dazu, einen tieferen Sinn zu finden und eine besondere Verbundenheit zu erfahren.

»Ich wäre nicht diejenige, die ich heute bin, und ich würde mich heute nicht mögen, wenn ich keinen Krebs gehabt hätte«, sagt eine 46-jährige Patientin, die sowohl an Darm- als auch an Lungenkrebs erkrankt ist. »Schauen Sie doch, wie viel ich gelernt habe, wie ich gewachsen bin, wie ich mich verändert habe … es war eine Chance, mich spirituell zu entwickeln.«

Gary Rodin sagt, er und seine Kollegen hätten viele Patienten erlebt, die bereits lang bestehende Probleme angingen und auch lösten. Byock meint, er habe wahre »Quantensprünge der persönlichen Entwicklung« bei Sterbenden erlebt. Gerade Sterbende empfinden manchmal eine besondere Dringlichkeit angesichts lange bestehender Probleme. Ihre Zeit ist begrenzt, und die Probleme als Patient nehmen zu. »Vielleicht hast du in einer Beziehung gelebt, die funktionierte, dies aber nicht mehr tut, wenn deine Bedürfnisse sich dramatisch verändern«, erklärt Rodin. Manche Patienten und deren Partner arbeiten an solchen Problemen und finden neue Intimität und Tiefe in ihrer Beziehung.

Die Vorstellung, dass Menschen sich weiterentwickeln, wenn sie sterben, ist entscheidend, sind sich viele Palliativexperten einig. Wenn wir das Sterben als letzte Phase des Lebens begreifen und nicht als Ende des Lebens, könnten wir es eher als etwas verstehen, was natürlich zur menschlichen Entwicklung dazugehört. Vielleicht könnte uns das helfen, unsere Ansichten über das Leben nach einer tödlichen Diagnose zu ändern.

Sterben als Lebensphase

Der Psychologe Erik Erikson[143] unterteilt menschliches Leben in acht Entwicklungsphasen, die ungefähr mit Altersphasen übereinstimmen. Nach dieser Theorie müssen Menschen in jeder Phase Krisen und wichtige Entwicklungsaufgaben bewältigen. Wenn alles gut geht, erfüllt man die Aufgabe in einer Phase und macht dann einen Schritt nach vorn in die nächste Entwicklungsphase.[144] Zwischen unserer Geburt und dem Ende des ersten Lebensjahres setzen wir uns mit der Thematik des Vertrauens auseinander. Wenn wir Eltern haben, die uns Stabilität und ein beständiges Gefühl von Sicherheit vermitteln, entwickeln wir normalerweise Vertrauen auch für zukünftige Beziehungen.

In der zweiten Phase, zwischen 18 Monaten und drei Jahren, müssen wir mit der Autonomie umgehen lernen. Unsere Aufgabe ist es, eine gewisse Kontrolle über uns selbst und die Welt, in der wir leben, zu erlangen. Wir lernen, unser eigenes Essen auszusuchen, oder Kleidung und Spielsachen. In der dritten Phase (viertes und fünftes Lebensjahr) geht es um die Themen Initiative und Schuld, in der vierten Phase um Lernen und Umgang mit Minderwertigkeitsgefühlen. In dieser Phase lernen wir Zutrauen in uns selbst und Kompetenz.

Die fünfte Phase ist die Teenagerzeit, und die Aufgabe besteht darin, die eigene Identität zu finden: »Ich habe einen Teenager zu Hause, und sehe, wie er durch diese Phase geht«, sagt Virgina Lee. »Er denkt, dass ihm viel mehr Freiheiten zustehen, und sucht nach seiner Identität bei seinen Freunden. Er versucht, auf eigenen Beinen zu stehen, aber es gibt weiterhin dieses Gefühl von Verletzlichkeit, weswegen er nah bei seiner Familie bleiben will.«

In der sechsten Phase (20. bis 45. Lebensjahr) erfährt man die Krise der Intimität. Aufgabe ist es, einen Partner zu finden, den man lieben kann und mit dem man leben will. In der siebten Phase des reifen Erwachsenenseins ist es die Krise von Stagnation. Erikson spricht von der »Generativität«, die man erfüllen müsse – etwas erschaffen, das das eigene Leben überdauert, wie etwa der Einsatz für den Ort, an dem man lebt, um ihn zu verbessern, oder jüngeren Menschen als Mentor beistehen. In der letzten Phase (ab dem 65. Lebensjahr) reflektiert man die eigene Vergangenheit. Die Aufgabe besteht darin, Zufriedenheit mit dem eigenen Leben zu finden, und durch diese Zufriedenheit Weisheit.

Egal wie alt man ist: Wenn man erfährt, dass man eine tödliche Krankheit hat, beginnt ein eigenes, neues Lebenskapitel. Palliativexperten bauen auf dieses Entwicklungsmodell, um Patienten dabei zu unterstützen, dem eigenen Tod ins Gesicht zu sehen und ihn als Teil einer natürlichen Entwicklung zu verstehen, als die letzte Stufe der menschlichen Entwicklung.

Wie in allen anderen Lebensphasen können Sterbende wachsen und sich entwickeln. Und auch sie müssen Herausforderungen meistern. Wachsen im Angesicht einer persönlichen Krise ist in jedem Stadium schwer, vielleicht am schwierigsten, wenn man stirbt. Sich in dieser Phase entwickeln, bedeutet immer auch, Schmerzen zu erleiden. Den Tod als Lebensphase zu betrachten heißt nicht, dass wir ihn lieben müssen, sagt James Hallenbeck. »Ich bin mir sehr sicher, es wird nicht die lustigste Phase meines Lebens.« Aber Lebensphasen existieren nicht isoliert, erklärt er, sie stehen in Beziehung zu anderen Lebensphasen. Und weil jede Phase ihre eigenen Aufgaben bereithält, stellt er die Frage: »Wenn Sterben für viele Menschen nicht mehr ein Ereignis, sondern eine Lebensphase ist, was bringt diese mit sich?«

Aufbauend auf Eriksons Stufen entwickelte Byock[145] eine Liste von zehn Orientierungspunkten der Entwicklung, jeder verbunden mit bestimmten Aufgaben.

Byocks 10 Orientierungspunkte und Aufgaben für Sterbende

1. Materielle Dinge: Finanzen, Testament aufsetzen, Verbindlichkeiten und offizielle Pflichten übertragen.
2. Soziale Beziehungen: sich verabschieden, um Vergebung bitten, Dankbarkeit ausdrücken gegenüber Mitarbeitern, Bekannten und anderen Menschen.
3. Die Bedeutung des Lebens wahrnehmen: wichtige Erlebnisse und Erfolge des Lebens Revue passieren lassen, wichtige Ratschläge und Geschichten weitergeben.
4. Die Liebe zu sich selbst begreifen: sich begangene Fehler und Missetaten verzeihen, sich selbst wertschätzen.
5. Die Liebe zu anderen anerkennen.
6. Enge Beziehungen abschließen.
7. Die eigene Sterblichkeit akzeptieren.
8. Wahrnehmung der neuen Identität: ein Mensch, der noch immer bedeutend ist, auch wenn er im Sterben liegt.
9. Den Sinn des Lebens erkennen: eine neue Ehrfurcht finden, erkennen, dass es etwas jenseits dieses Lebens gibt.
10. Hingabe an etwas oder jemand größeren, als man selbst ist.

Doch der Tod ist sehr persönlich, so Byock. Die genannten Orientierungspunkte folgen keiner bestimmten Reihenfolge, nicht jeder erlebt alle. Byock hat Menschen von sehr unterschiedlicher Herkunft beobachtet, während sie sich diesen Lebensaufgaben widmeten. »Jeder Einzelne ist an einem anderen Punkt in der Entwicklungskurve seiner Krankheit«, sagt er. »Jeder Mensch steht für eine bestimmte Demographie, Kultur, einen individuellen Stil, Geschmack und politische Meinung.« Und doch wollen sie alle am Ende ihres Lebens bestimmte Aufgaben bewältigen. Sie alle wollen denen, die ihnen am nächsten stehen, bestimmte Dinge sagen. Sie alle wollen ein Testament machen. Sie wollen Geschichten aus ihrem Leben erzählen, damit diese im Familiengedächtnis bewahrt bleiben. Und auch wenn viele dieser Patienten keine Kirchgänger sind, beschreiben sich alle als spirituell.[146]

Wie kommt es, dass manche Patienten diese Heilung und dieses Wachstum erfahren, andere aber nicht? Hallenbeck sagt, manche Patienten seien schneller darin, sich auf die Suche nach einem Wundermittel zu machen, als sich zu fragen: »Wie mache ich das jetzt alles?« Wer Sterben als etwas sehen kann, das wir tun, und nicht als etwas, das uns widerfährt, hat eine größere Chance, persönliches Wachstum zu erfahren, so Hallenbeck.

Die Würde der Sterbenden

Schon früh in ihrer Karriere bemerkten Harvey Chochinov und seine Kollegen von der Universität von Manitoba, wie oft Menschen darüber sprachen, in Würde sterben zu wollen. Der häufigste Grund, aus dem Menschen den Tod beschleunigen wollten, war die Angst, ihre Würde zu verlieren. Chochinov fand aber keine Studien, die genauer definierten, was Menschen eigentlich unter »Würde« im Zusammenhang mit dem Tod verstanden. »Wenn Würde etwas war, für das zu sterben es sich lohnte, dann war sie es wert, erforscht zu werden«, folgerte er. Chochinov fragte 50 Patienten, die eine tödliche Diagnose erhalten hatten, wie sie »Würde« definierten. Was unterstützt das Gefühl von Würde, was nimmt die Würde? Die Patienten sprachen darüber, wie die Krankheit ihre Würde bedrohte, aber auch darüber, wie es ihnen manchmal gelang, durch die eigene Haltung oder Aktivitäten diese Würde zu bewahren. Die Patienten kehrten immer wieder zur Idee der »Generativität« zurück, sie wollten ein Vermächtnis hinterlassen, etwas Fortdauerndes erschaffen. Besonders wichtig war ihnen, wie man sich an sie erinnern würde: »Wird mein Leben und mein Lebensende in denen, die ich zurücklasse, nachhallen? Wofür wird mein Leben stehen? Was ist der Sinn meines Lebens? Wird es noch Wirkungen geben, wenn ich tot bin?«

Chochinov und Kollegen machten sich daran, eine Methode zu entwickeln, die es Patienten erleichterte, dieses Vermächtnis zu schaffen. Sie nannten die Methode »Würdetherapie«. Am Anfang steht eine Einführungssitzung, dann folgt eine Sitzung, die aufgenommen wird. Der Therapeut fragt den Patienten: »Erzähl mir aus deinem Leben, besonders von allem, woran du dich am meisten erinnerst oder woran du am häufigsten denkst. Wann hast du dich am lebendigsten gefühlt?« Weitere Fragen sind: »Gibt es bestimmte Dinge, die deine Familie über dich wissen soll?«, oder: »Was hast du über das Leben gelernt und möchtest es an andere weitergeben?«, und: »Welchen Rat und welche Führungsprinzipien möchtest du weitergeben?«

Diese angeleiteten Reflexionen funktionieren sehr gut, weil Sterbende eine Art existenzielle Bereitschaft haben, so Chochinov. »Es gibt Zeiten in unserem Leben, da werden Reflexion und Rückblick besonders wichtig, zum Beispiel wenn wir im Sterben liegen oder mit der Möglichkeit einer lebensbedrohlichen Krankheit konfrontiert sind.« Chochinovs Therapie bietet Fragen an, aber diese setzen nur den Rahmen. Die Sitzungen verändern sich durch den Patienten. »Einige wollen vor allem Geschichten aus ihrem Leben erzählen, über ihre Familien oder von besonders wichtigen Erlebnissen«, sagt er. Andere suchen Vergebung oder wollen bestimmte Gefühle ausdrücken, wieder andere geben ihren Ehepartnern die Erlaubnis, erneut zu heiraten und mit einem anderen Partner glücklich zu werden.

Die Aufzeichnung wird dann transkribiert, und, diesen Teil mag ich am liebsten: Sie wird redigiert. Unterbrechungen werden herausgekürzt, notwendige Erklärungen kommen hinzu. Dann wird die Aufnahme auf den chronologischen Zusammenhang hin bearbeitet. Wenn ein Patient an einer Stelle etwas erzählt hat, das an anderer Stelle besser passt, werden diese Veränderungen vorgenommen.

Alles, was Angehörigen Kummer oder Schmerzen bereiten könnte, wird herausgestrichen oder im Anhang notiert und mit dem Patienten besprochen. »Worte sind mächtig«, sagt Chochinov und betont, wie wichtig es ihm sei, dass das Vermächtnis respektvoll mit den Gefühlen der Familienmitglieder umginge. »Der einzige Weg, das zu erreichen, ist es, Patienten durch bestimmte Inhalte zu führen, die für Angehörige schwierig zu hören oder zu wissen sein können.« Das Vermächtnis endet immer mit einer Aussage, die zur grundsätzlichen Botschaft des Patienten passt.

Nun wird das Dokument dem Patienten vorgelesen, die jetzt noch erfolgenden Veränderungen sind meist minimal. »Je nachdem kann es vorkommen, dass ein Patient sagt, da gibt es noch etwas, das ich gern drin hätte, und man braucht dafür noch eine Sitzung«, so Chochinov. Der Patient erhält das Schlussdokument und kann damit tun, was er für richtig hält. Meistens übergibt er es Angehörigen als Vermächtnis. Ziel ist es, eine Fassung zu erstellen, von der Patienten wollen, dass sie in Erinnerung bleibt. »Ich vermute, am Lebensende haben wir alle unsere eigenen Wege, zurückzuschauen, zu bearbeiten und zu überarbeiten, verschiedene Kapitel neu aufzuschlagen und sie eventuell neu zu sehen«, sagt Chochinov.

Die Würdetherapie ermöglicht einen sichtbaren Weg, auf dem Patienten etwas an ihre Angehörigen weitergeben können. Manchmal wirken die Erzählungen für Außenstehende banal, aber der Sterbende und seine Familie wissen, dass diese Erinnerungen und Ratschläge individuell und persönlich sind. Chochinov beschreibt einen Patienten, der »schier überwältigt davon war, als er sein Dokument sah und ihm klar wurde, dass darin die Essenz dessen stand, was er war, und all der Dinge, die er seiner Frau und seiner Familie sagen, Ratschläge, die er geben wollte.«

Für einen anderen Patienten war entscheidend, eine bestimmte Botschaft zu vermitteln. Er hatte zwei Kinder aus erster Ehe, welche später geschieden worden war, und er hatte wieder geheiratet. »Eine der wichtigsten Aufgaben, die er in der Würdetherapie erfüllen wollte, war, seinen Kindern nicht so sehr eine Entschuldigung als vielmehr eine Art von Erklärung dafür anzubieten, dass er die Beziehung beendet hatte. Er wollte sie wissen lassen, dass die Ehe aufzulösen nicht bedeutet, die Fürsorge und Liebe zu Ihnen aufzugeben.«

Für eine Patientin mit metastasierendem Brustkrebs schuf die Würdetherapie ein Dokument, das sie selbst vergebens zu schreiben versucht hatte. Chochinov erinnert sich, wie die Frau ihm erzählte, dass sie immer wieder versucht habe, die Geschichte ihres Lebens für ihre Kinder und Enkelkinder aufzuschreiben, die Aufgabe aber zu überwältigend gewesen sei. Sie habe nicht gewusst, wo sie mit ihrer Geschichte beginnen oder wie sie sie aufbauen sollte. Ihr war wichtig, das Gefühl von Verbundenheit zu vermitteln, damit die Familie dies auch nach ihrem Tod leben konnte.

Manche Menschen gehen davon aus, dass diese Therapie vor allem für Personen geeignet ist, die ein besonderes erlebnisreiches, erfolgreiches oder interessantes Leben hatten und deswegen herausragende Geschichten erzählen können, aber Chochinov weiß, dass jeder eine Geschichte zu erzählen hat. Einige sind vielleicht großartig, andere traurig, manche sogar lustig. Und die einzige Person, die diese Geschichte erzählen kann, ist genau dieser eine Mensch, weil er einzigartig ist und weil nur er sie erlebt hat.

Eine tödliche Diagnose ist nicht das Ende des Lebens

Als dem berühmten Neurologen Oliver Sacks klar wurde, dass er tödlichen Krebs hatte, schrieb er in einem Artikel in der *New York Times*[147], er sehe sein Leben keineswegs als beendet an: »Ganz im Gegenteil, ich fühle mich intensiv lebendig, und ich hoffe und wünsche, dass ich in der verbleibenden Zeit meine Freundschaften vertiefen und denen auf Wiedersehen sagen kann, die ich liebe, dass ich mehr schreiben kann, dass ich reisen kann, wenn ich stark genug bin, und dass ich neue Ebenen von Verständnis und Einsicht erreiche.«

Menschen mit einer tödlichen Krankheit erleben die Zeit wie in Zeitlupe eingefroren, was ihnen erlaubt, sich zu entwickeln, und das schneller als je zuvor in ihrem Leben. Saunders sagt: »Wir sehen, wie Menschen in wenigen Wochen durch lebenslange Erfahrungen gehen, wie eine lange Zeit sich in einer sehr kurzen Zeit erfüllt wird. Sie scheinen zu wissen, dass es ein zeitloses ›Jetzt‹ ist, wenn die Zeit anhält.«[148]

Man sollte nicht davon ausgehen, dass die Opfer von traumatischen Erlebnissen persönliches Wachstum erfahren oder Helden sind, aber wenn eine Person mit dem Tod konfrontiert ist, sollte sie wissen, dass es eben möglich ist. Und die Menschen um den Sterbenden herum müssen ihm dies zugestehen. Wie andere Sterbende und ihre Angehörigen wusste Oliver Sacks, der 81 war, als er seine tödliche Diagnose erhielt, dass er sich einer großen Herausforderung gegenübersah: »Das wird Mut erfordern, Klarheit und klare Worte, ich muss mit der Welt ins Reine kommen«, schrieb er. »Aber es wird auch Zeit und Raum für Spaß (und sogar für Ruhe) geben.«

8 Das vorzeitige Ende

Meine Familie ging davon aus, dass uns einige Monate zwischen der Entscheidung meiner Mutter, die Chemotherapie zu beenden, und ihrem Tod bleiben würden. Einige unserer an anderen Orten lebenden Freunde würden zu Besuch kommen. Wir würden an einen weit entfernten Ort reisen, oder zumindest ein Wochenende in Santa Fe oder im Skigebiet von Telluride, Colorado, verbringen. Wir würden einen letzten gemeinsamen Frühling verbringen. Was uns schließlich blieb, waren lediglich drei Wochen.

Auch wenn diese Zeit unerwartet schön war, hätten wir sie uns lieber kürzer gewünscht. Meine Mutter war bereit zu sterben. Später, nachdem sie gestorben war, machten wir uns Vorwürfe wegen ihrer letzten starken Schmerzepisode. Mein Bruder fand, wir hätten Wege finden müssen, ihr dabei zu helfen, ihr Leben früher zu beenden, und wir beschlossen, diese Thematik für unser eigenes Sterben zu recherchieren.

Das Leben meiner Mutter war uns unglaublich kostbar. In den beiden kurzen Gesprächen, in denen es darum ging, ihren Tod zu beschleunigen – eines fand vor ihrem Tod, eines danach statt – hatten wir keine Vorstellung davon, wo wir anfangen sollten. Wenn wir gefragt hätten, hätte man uns gesagt, welche Medikamente wir dafür benötigt hätten oder wo wir diese hätten beschaffen können?

Arzt oder Krankenschwester um Sterbehilfe bitten

»Ich habe einige Hospizpatienten, die sagen: ›Schauen Sie mich doch an, ich will nicht mehr. Ich habe Bauchspeicheldrüsenkrebs. Ich will meiner Familie nicht noch mehr zumuten‹«, sagt Fred Schwartz. »Geben Sie mir die finale Dosis Morphin und lassen Sie mich gehen. Ich bin bereit, ich habe abgeschlossen, meine Familie unterstützt mich.«

Schwartz muss ihnen dann sagen: »Ich verstehe Sie, aber ich kann das nicht tun.« Judith Schwarz (nicht mit Fred verwandt) machte ähnliche Erfahrungen: »Jeder will die magische Pille. ›Heute Nachmittag würde es mir gut passen, können Sie die Pille vorbeibringen, dann schlafe ich ein und wache nie mehr auf.‹ Und ich antworte dann: ›Ich verstehe, dass Sie das gern so hätten.‹« Aber Sterbehilfe[149] ist in den meisten Staaten illegal, und im Übrigen gibt es eine solche Wunderpille auch gar nicht. Das hält Angehörige oder Patienten aber nicht davon ab, medizinisches Fachpersonal nach einem beschleunigten Tod zu befragen. Sogar in Fällen, in denen Fachleute Patienten legal dabei unterstützen können, ihren Tod zu beschleunigen oder legal Hilfe und Rat anbieten, ist ihr erster Schritt immer die Suche nach den zugrundeliegenden Motiven oder Problemen. Schwarz beschreibt ein Gespräch mit einer Patientin, die Lungenkrebs im fortgeschrittenen Stadium hatte: »Sie sagte, sie wolle sterben, weil sie das Erbrechen und die Übelkeit nicht mehr aushalte.« Die Frau hatte schwer erträgliche Symptome, aber diese waren behandelbar, wie Schwarz ihr mitteilte: »Wir müssen das Erbrechen in den Griff bekommen, wir brauchen eine bessere Palliativversorgung für Sie … Denn wenn Sie so schlimme Schmerzen haben oder so furchtbar erbrechen müssen, dann wollen Sie natürlich sterben. Lassen Sie uns sehen, ob wir die Schmerzen lindern können, und dann können Sie eine umsichtige Entscheidung treffen.«

Wenn todkranke Menschen spürbare Schmerzerleichterung erfahren, verschwindet ihr Todeswunsch in der Regel. Aber natürlich nicht immer.

Es geht nicht nur um die Schmerzen

Schwarz erinnert sich, dass einmal eine an Eierstockkrebs erkrankte Freundin nach Jahren der Chemotherapie und Bestrahlung angerufen hatte, weil sie starke Schmerzen hatte und deswegen um Sterbehilfe bat: »Ich kann nicht mehr. Du musst mir helfen, ich will wissen, wie ich sterben kann. Es ist einfach zu viel. Ich komme mit diesen Schmerzen nicht zurecht.« Also fuhr sie zu ihr und dachte sich: »Okay, ich kümmere mich darum. Sobald die Schmerzen gelindert sind, wird sie nicht mehr sterben wollen. Das war übrigens meine Einführung in ›Du denkst, so einfach lässt sich das lösen?‹. Es ist alles andere als einfach.«

Schwarz merkte schnell, dass ihrer Freundin die verschlechterte Lebensqualität weitaus mehr zu schaffen machte als die Schmerzen. Die Freundin stimmte später einer weiteren Operation zu, weil sie hoffte, noch ein letztes Mal Ferien mit ihrer Familie machen zu können. Der Ausgang der Operation war allerdings nicht so, wie gewünscht, und sie kehrte in die Palliativpflege zurück. »Sie sagte: ›Gut, das war's dann‹«, erzählt Schwarz. Sie war bereit, zu sterben.

Im Laufe der Zeit verstand Schwarz, dass die Schmerzen selten der Hauptgrund für den Todeswunsch sind. »Es geht nicht nur um die Schmerzen. Natürlich wäre es großartig, keine Schmerzen zu haben, aber bloß deswegen wollen Menschen nicht sterben.« In der Regel gibt es ein ganzes Bündel von Gründen für diesen Wunsch. Schmerzen gehören dazu, aber auch andere Symptome, der Sinnverlust, die Sorge, anderen zur Last zu fallen. »Wer seinen Tod beschleunigen will, tut das, weil er bestimmte Aspekte des Sterbens unerträglich findet. Sie leiden wegen der Art des Sterbeprozesses«, erklärt Schwarz.

Auch wenn aktive Sterbehilfe in den meisten Ländern verboten ist, so hat doch die künstliche Verlängerung des Lebens durch den medizinischen Fortschritt die Debatte verändert. Sterbende, die schneller sterben wollen, suchen alle etwas Ähnliches: »Menschen wollen an ihrem Lebensende nicht feststecken, gefangen sein in einer endlosen, unerträglichen Sterbeerfahrung – genau davor haben sie Angst. Vor der Entmenschlichung, wenn sie an Maschinen angeschlossen sind, gefangen in einen Körper, dem sie nicht entfliehen können, sie befürchten, den Verstand zu verlieren. Was sie also wissen wollen ist, dass sie Optionen haben, dass ihnen eine Wahl bleibt.«

»Sie haben genügend Zeug im Haus«

Die Freundin bat Schwarz später erneut um aktive Sterbehilfe. Dies ließ Schwarz darüber nachdenken, welche Erfahrungen Pflegepersonal und Ärzte wohl gemacht hatten, denn vermutlich waren sie mit ähnlichen Bitten konfrontiert worden. Die Krankenschwestern stimmten zu, bei einer anonymen Erhebung mitzumachen und ihre Erlebnisse zu beschreiben. Jede hatte zumindest einen Fall, in dem ein Patient um aktive Sterbehilfe gebeten hatte. »Meist wurde die Frage verklausuliert vorgetragen, etwa von Angehörigen: ›Was passiert, wenn wir ihr ein wenig mehr gäben, oder öfter?‹«, so Schwarz. Die Antworten der Krankenschwestern ergaben eine klassische, glockenförmige Kurve:

> Am einen Ende waren die, die sagten: »Sind Sie noch ganz bei Trost? Das kommt überhaupt nicht in Frage! Dabei würde ich nie helfen, das ist illegal ...« Und am anderen Ende waren diejenigen, die sagten: »Ich stelle Ihnen ein Rezept aus. Wir überlegen uns, wie wir das hinbekommen können ... Das ist Ihr gutes Recht. Ich helfe Ihnen.« Die meisten aber blieben mehr oder weniger in der Mitte: »Ich bin unsicher. Das ist doch nicht richtig so. Ist das nicht falsch? Darf ich das machen? Oder nicht? Helfe ich? Helfe ich nicht?«

Krankenschwestern sind in aller Regel diejenigen, die am nächsten an Sterbenden dran sind. Oft befinden sie sich in einem Dilemma zwischen »dem Patienten helfen und sein Leid mindern« und ihren professionellen und ethischen Standards. Einige erzählten Schwarz, sie gäben immer eine Variation dieser Antwort: »Sie können tun, was Sie für richtig halten, das ist Ihnen überlassen. Sie haben genügend Zeug im Haus.«

Damit ist gemeint, dass Hospiz- und Palliativpflege bei einem Sterbenden in der Regel starke Schmerzmittel wie Oxycodon, Methadon oder Fentanyl im Haus lässt – für den Fall, dass der Patient plötzliche Schmerzanfälle bekommt. Peter Rogatz meint, niemand wisse, wie oft das tatsächlich vorkomme, aber immer wieder entschieden Patienten und Angehörige, diese Medikamente in nachvollziehbarer, wenn auch illegaler Weise zu verwenden.[150]

Peter Rogatz betont, dass Morphine und andere Opiate keine besonders gefährlichen Medikamente sind, wenn sie Sterbenden in einem Krankenhaus oder Hospiz verabreicht werden. »Gerade Morphin ist ein geeignetes Medikament am Lebensende«, und Mediziner wissen ganz genau, wie viel Opiate ›sicher‹ sind.

Aber sogar dann, wenn sie das Gegenteil dessen tun, wofür sie ausgebildet wurden – wenn ihr Ziel also wäre, den Patienten zu töten –, hätten auch medizinische Fachleute Probleme zu entscheiden, wie hoch die Dosis sein müsste. »Die meisten wissen nicht, was eine tödliche Dosis ist, weil man das weder in der Pflegeausbildung noch im Medizinstudium lernt«, sagt Schwarz.

Die Zahl tragischer Überdosen unter Drogenabhängigen lässt Menschen oft daran zweifeln, dass die Verwendung von Opiaten zur aktiven Sterbehilfe so schwierig ist, meint Terry Law. Sie fragen sich, was so schwierig daran sein soll, Menschen damit zu töten, wenn Drogenabhängige das doch andauernd schaffen. »Drogenabhängige injizieren den Stoff. Oral ist es fast unmöglich, eine tödliche Dosis Morphin einzunehmen«, erklärt sie. Die Droge muss über die Magenschleimhaut aufgenommen und von der Leber umgewandelt werden, beide Organe funktionieren bei Sterbenden aber in der Regel schlecht. Wenn Opiate verschrieben werden, erhöht sich bei einem Patienten die Toleranzschwelle. Deswegen steigt die benötigte Dosis in Relation zu den Schmerzen ebenfalls an. Jeder, der eine Zeitlang Opiate nimmt, entwickelt eine Toleranz für die wesentlichen Nebeneffekte. Es ist also fast unmöglich, sich selbst mit Opiaten zu töten, wenn man längere Zeit Opiate genommen hat, außer, wenn man sich eine große Menge intravenös injizieren kann.

Schwarz ist davon überzeugt, dass medizinische Fachleute Patienten niemals im Stich lassen sollten. Sie sollten daran arbeiten, die Symptome besser in Griff zu bekommen. Sie sollten zuhören und zu verstehen versuchen, wie sie am besten helfen können.

Sterbefasten – der freiwillige Verzicht auf Flüssigkeit und Nahrung

Als Leiter eines Hospizes hat Fred Schwartz immer wieder mit Patienten zu tun, die entschlossen sind, ihrem Leben ein Ende zu setzen. Wenn die Schmerzen und Symptome unter Kontrolle sind, wenn klar ist, dass der Patient volljährig, im Vollbesitz seiner geistigen Kräfte und entscheidungsfähig ist, wenn er nicht depressiv ist, dann sagt Schwartz manchmal: »Es gibt etwas, das Sie tun können, und das ist einzig Ihre Entscheidung. Hören Sie auf, zu essen und zu trinken.«

Die Nahrungsverweigerung ist in den meisten westlichen Ländern legal und gibt Patienten eine gewisse Kontrolle über den Sterbeprozess. Aber niemand tut dies leichtfertig. Nahrungsverweigerung verursacht keine Schmerzen, ist aber nicht leicht.[151]

»Sterben ist alles andere als einfach, und das sollte es, finde ich, auch nicht sein. Die Entscheidung, den eigenen Tod zu beschleunigen, muss sorgfältig abgewogen sein. Ich unterstütze keinen Selbstmord und mache einen großen Unterschied zwischen Selbstmord und jemandem, der den unausweichlichen Tod beschleunigen will, weil die aktuelle Lebenssituation unerträglich ist«, sagt Judith Schwarz.

Manche Patienten verweigern die Nahrungsaufnahme, ohne jemandem davon zu erzählen. »Sie nehmen das selbst in die Hand – dann sollte man ihnen nur sagen, wie sie es tun können. Ich sage dann immer: Sie können es nicht ganz alleine tun. Das geht einfach nicht.« Gerade am Beginn der Nahrungsverweigerung muss man sich einigen Herausforderungen stellen und braucht viel Unterstützung, so Peter Rogatz. In den ersten Tagen fühlt man sich in der Regel nicht wohl. »Es ist nicht qualvoll, aber man hat Hungergefühle und Durst, und Durst ist das Schlimmere«, sagt er. »In einem Hospiz wird ein Patient ausreichend sediert, gerade so viel, um Hunger und Durst die Spitze zu nehmen. Tatsächlich weiß ich von keinem Patienten außerhalb eines Hospizes, dem der Tod auf diese Weise gelungen ist.« Schwarz sagt, in einem Hospiz gelinge der Tod durch Nahrungsverweigerung sehr viel einfacher, und nennt dafür verschiedene Gründe:

> Du liegst rund um die Uhr im Bett. Du kannst nicht allein ins Bad gehen, weil du hinfallen und dir etwas brechen könntest. Du trägst Windeln. Rund um die Uhr wirst du versorgt, brauchst psychosoziale Hilfe, Menschen, die deine Entscheidung verstehen und dir über die schwierigen Phasen hinweghelfen. Nichts essen bekommt man relativ leicht hin, aber nichts trinken ist sehr viel schwieriger. Das kann verdammt schwer sein. Du brauchst Menschen, die Bescheid wissen über Mundpflege, die dir beim Ausspülen und Ausspucken helfen und dich daran erinnern, nicht zu schlucken, und die es dir in dieser Phase so angenehm wie möglich machen. Du brauchst Zugang zu guter palliativer Pflege und den nötigen Medikamenten.
>
> *Judith Schwarz*

Patienten, die sich zur Nahrungsverweigerung entschließen, sind in aller Regel gut informiert. Meist haben sie die Entscheidung bereits vor Monaten getroffen und alles Notwendige mit ihrem Hausarzt besprochen. Sie haben mit ihren Angehörigen geredet, damit alle den Plan kennen und unterstützen. Sie haben sichergestellt, dass sie Zugang zu guter Pflege haben. Und wenn die Zeit gekommen ist, sind sie leichter in der Lage, Essen und Trinken aufzugeben.

Wie Nahrungsverweigerung funktioniert

»Wie es ist? Kommt drauf an ...«, sagt Schwarz.

Die ersten paar Tage sind am schlimmsten. Das Ziel ist in dieser Phase, Patienten in einem schläfrigen und nur halbwachen Zustand zu halten. Das verhindert Hungergefühle und Durst. Nahrungsverweigerung ist etwas anderes, als wenn man seinen Appetit auf natürliche Weise verliert. Das geschieht bei vielen Sterbenden und ist eine physiologische Antwort auf das aktive Sterben. Wenn Patienten allerdings freiwillig zu essen und trinken aufhören, benötigt der Körper länger, um sich darauf einzustellen. Allgemein kann man sagen, dass Hunger in der Regel nicht viele Probleme verursacht. Das Hungergefühl verschwindet nach ungefähr 24 Stunden. Durst ist viel schwieriger, auch wenn das behandelbar ist. Der Mund eines Patienten kann mit Wasser ausgespült oder einem feuchten Schwamm betupft, die Lippen können befeuchtet werden. Wenn Patienten beschließen, doch ein bisschen Wasser zu trinken, dauert das Sterben länger, sagt Rogatz. »Mit dem Essen und Trinken aufzuhören, muss man sehr wörtlich nehmen. Man kann nicht sagen, nun ja, ich nehme immer mal ein Schlückchen Wasser. Das verlangsamt den Prozess beträchtlich. Ich würde sagen, wenn der Patient mehr als einen halben Teelöffel Flüssigkeit am Tag zu sich nimmt, verlangsamt das bereits den Sterbeprozess.«

Ein Mensch, der zu essen und zu trinken aufhört, beginnt zu sterben, wenn die Nieren nicht mehr arbeiten. Und damit sie das tun, darf man gar keine Flüssigkeit mehr zu sich nehmen. Rogatz sagt: »Interessant ist, dass die Nieren kaum Flüssigkeit brauchen, um zu funktionieren. Sie müssen wirklich total unterversorgt sein. Dann reduziert sich das Blutvolumen im Körper, und das ist das physiologische Signal an die Nieren, sich sozusagen abzuschalten.«

Einige Patienten ändern ihre Meinung. Das sollten Angehörige und Pflegekräfte respektieren, so Schwarz. Manchmal allerdings erinnern Pflegekräfte Patienten an ihre früheren Entscheidungen, sofern das Erinnerungsvermögen getrübt ist. Manchmal ist das Verlangen nach Nahrung oder Flüssigkeit überwältigend. Schwarz arbeitete mit einer Frau, die Essen und Trinken aufgegeben hatte, aber dann Lust auf ihr Lieblingsgetränk bekam.

> Eines Tages bekam ich einen panischen Anruf von einer ihrer Töchter, die mir erzählte: »Oh mein Gott, Mutter ist gerade aufgewacht und sagt, sie will eine Margarita. Was soll ich denn machen?«
>
> Ich antwortete: »Besorgen Sie ihr eine Margarita.«
>
> Sie fragte zurück: »Wirklich?«
>
> Ich sagte: »Ja, machen Sie genau das, was sie will. Halten Sie es für Ihre Mutter aus. Ich gehe davon aus, dass sie daran nippen wird, dann die Augen schließt und weiterdöst.«
>
> Und genau so kam es auch.
>
> *Judith Schwarz*

Nach einigen Tagen ohne Essen und Trinken fallen die meisten Patienten in eine Art Koma. Wie lange dies dauert, hängt vom Gesamtzustand des Patienten ab. Es beginnt in der Regel zwischen dem dritten und fünften Tag, sagt Rogatz. Am sechsten bis achten Tag haben die meisten Patienten das Bewusstsein komplett verloren. Danach spüren sie nichts mehr, soweit wir das beurteilen können. Die Zeit zwischen dem Beginn der Nahrungsverweigerung und dem Eintritt des Todes ist länger, als die meisten anfangs denken: 10 bis 14 Tage ist typisch, allerdings kann dieses Intervall auch zwischen sechs und 24 Tagen lang sein. Bei sehr sportlichen Menschen dauert der Prozess länger, weil sie ein stärkeres kardiovaskuläres System haben. Er ist kürzer bei Patienten, die bereits geschwächt sind und an Gewicht verloren haben.

Schwarz sagt, am einfachsten sei die Vorhersage bei Krebspatienten. »Ich kann es normalerweise abschätzen, sobald ich jemanden sehe.« Bei den meisten Krebspatienten dauere es ungefähr zehn Tage.

Auch wenn diese Methode des beschleunigten Todes deutlich länger dauert als andere, sind die meisten nachgewiesenen Tode durch Nahrungsverweigerung friedlich und schmerzfrei.[152] Dennoch hat Schwarz auch Patienten gesehen, die mit dieser Methode nicht zurechtkamen. Manche ahnten nicht, wie anstrengend der Prozess ist, oder waren nicht vollkommen entschlossen zu sterben. Manchmal erleben sie eine allgemeine körperliche Unruhe: »Wenn die Organe zu versagen beginnen und nicht mehr funktionieren, kann man nicht mehr entgiften. Und alles, was im Körper ist, wie zum Beispiel Morphine, wird nicht mehr verdaut und ausgeschieden, was eine allgemeine körperliche Unruhe verursacht«, erklärt sie. »Die Nebenwirkungen können also Unruhe und Delirium sein, was für Außenstehende nicht schön anzusehen ist.«

Für andere Patienten kann der Umgang mit Hunger oder Durst quälend sein. »Das sind Fragen, die ich jedem immer stelle: Haben Sie noch Appetit? Sind sie noch hungrig? Macht Essen Ihnen Spaß? Wenn die Antwort auf eine dieser Fragen ein Ja ist, sage ich ihnen, dass Nahrungsverweigerung womöglich nicht der richtige Weg ist.« Sterbefasten ist nichts für jeden, betont Schwarz.

Sterbehilfe – ja oder nein?

In Deutschland ist die Rechtslage klar, und dennoch gibt es genügend Unklarheiten oder Unsicherheiten. Letztlich gilt: Die Entscheidung wird niemandem abgenommen, und wenn es ums Sterben geht, gibt es keine leichten Entscheidungen. Der Bundestag hat letztmalig 2015 intensiv über das Sterbehilfegesetz debattiert und es sich – dem Thema angemessen – nicht leicht gemacht. Jenseits der rechtlichen Lage sollte jeder für sich entscheiden, was ihm oder ihr wichtig ist, und dabei umfassend alle relevanten Aspekte bedenken. Dazu zählen zum Beispiel: die Unerträglichkeit des Leidens, die Wahrhaftigkeit des Sterbewunsches, das mögliche Geschäft mit dem Sterben, die möglicherweise zweifelhaften Interessen von Angehörigen und gegebenenfalls auch der moralische Druck, der von anderen ausgeübt wird. Auch die eigenen ethischen und religiösen Überzeugungen sollten in der Entscheidung pro/contra Sterbehilfe eine wichtige Rolle spielen. In diesem Zusammenhang hilfreich und lesenswert sind z. B. die zum Nachdenken anregenden Bücher des Freiburger Professors für Medizin und Bioethik Giovanni Maio[153].

Es wird zwischen verschiedenen Arten der Sterbehilfe unterschieden.

- **Aktive Sterbehilfe**: gezielte Tötung eines Patienten, etwa indem eine Überdosis eines Schmerz- oder Narkosemittels verabreicht wird. Dabei handelt derjenige, der die aktive Sterbehilfe leistet, ausdrücklich nach dem Willen des Kranken. Wenn dieser nachweislich und bei klarem Verstand den Wunsch nach aktiver Sterbehilfe geäußert hat, spricht man juristisch von »Tötung auf Verlangen«. Dies ist in Deutschland strafbar und wird mit bis zu 5 Jahren Haft geahndet. Strafbar ist dies auch in Österreich und der Schweiz.
- **Assistierter Suizid**: Beihilfe zur Selbsttötung. Ein Arzt stellt einem todkranken Patienten ein Medikament in tödlicher Dosis zur Verfügung, das dieser selbst einnimmt. Die Berufsordnung der Bundesärztekammer hatte zunächst festgelegt, dass Mediziner nie Beihilfe zum Suizid leisten dürfen. Nicht alle Landesärztekammern hatten diesen Passus übernommen. Bis 2020 stand die Arbeit von Sterbehilfevereinen (geschäftsmäßige Förderung des Sterbens) überall un-

ter Strafe. Palliativmediziner und Sterbehilfevereine, die das Sterbehilfegesetz von 2015 (vor allem StGB § 217) für zu streng hielten, reichten Klage vor dem Bundesverfassungsgericht ein. Am 26. Februar 2020 entschied das Bundesverfassungsgericht, dass das 2015 eingeführte Verbot der geschäftsmäßigen Sterbehilfe gegen das Grundgesetz verstößt. Es gibt ein Recht auf selbstbestimmtes Sterben. Das schließt die Freiheit ein, sich das Leben zu nehmen und dabei Angebote von Dritten in Anspruch zu nehmen. In Deutschland und der Schweiz ist die Selbsttötung straffrei, deshalb ist auch die Beihilfe zur Selbsttötung nicht strafbar. In Österreich hingegen ist die Beihilfe zur Selbsttötung strafbar.[154]

- **Passive Sterbehilfe**: der Abbruch oder das Unterlassen lebensverlängernder Maßnahmen. Künstliche Ernährung, Bluttransfusionen oder Beatmung erfolgen bewusst nicht (mehr). Seit 2010 ist die passive Sterbehilfe in Deutschland erlaubt, wenn sie dem erklärten oder mutmaßlichen Patientenwillen entspricht (normalerweise in einer Patientenverfügung niedergelegt). Spezialisiert sind hier insbesondere Palliativmediziner. Manche halten den Begriff für unglücklich gewählt und meinen, man sollte eher von »in Ruhe sterben lassen« sprechen. Die passive Sterbehilfe ist in Deutschland, Österreich und der Schweiz legal.
- **Indirekte Sterbehilfe**: Die Linderung der Schmerzen steht im Vordergrund. Der Arzt nimmt dabei das Risiko in Kauf, dass der Patient durch die Gabe starker Schmerzmittel eventuell schneller stirbt. Die indirekte Sterbehilfe ist in Deutschland, Österreich und der Schweiz legal.

9 Das Gehirn und der Tod

Nur eine Woche, nachdem meine Mutter beschlossen hatte, die Chemotherapie abzubrechen, verbrachte sie die meiste Zeit schlafend oder nur halb bei Bewusstsein. Immer wieder wachte sie auf. Einmal wollte sie Bridge spielen, wir holten uns Stühle an ihr Bett und genossen ein surreales, aber doch schönes Kartenspiel. Manchmal war sie sehr unruhig. Eines Nachts wurde sie kurz nach Mitternacht wach, und zusammen gingen wir durch das Haus, sahen in alle Räume, die ihr unvertraut geworden waren. Mein Mann arbeitete an einer Erinnerungsbilderpräsentation, zeigte sie ihr und sie betrachtete die Fotos von sich selbst.

In den letzten Lebenstagen war sie kaum noch bei Bewusstsein. Auch wenn sie wach war, waren nur die elementarsten Teile von ihr wach, dirigierten ihre Beine zum Gang ins Bad, kontrollierten das Zähneputzen und anschließende Auswischen des Waschbeckens. Ihr Denken hatte sich von den täglichen Aktivitäten weit entfernt, auch von ihren Büchern, ihren Freunden und uns, ihrer Familie. Wir trauerten, weil wir ihre Aufmerksamkeit und Gegenwart verloren, und doch waren wir auch froh darüber, dass sie sich nicht mehr um uns sorgte.

Ich war neugierig: Ich wollte wissen, wo das Denken meiner Mutter war. Ich wollte wissen, wo sie war.

Die meisten Menschen sind nicht bei Bewusstsein, wenn sie sterben

Joan Teno sagt, sie hätten ähnliche Fragen zum Bewusstsein Sterbender gequält, besonders im Gespräch mit ihren Familien. »Ich wünschte, ich hätte mehr Informationen, um Menschen gerade in dieser Zeit zu helfen«, erzählt sie. »Was ich sicher weiß, ist, dass der aktive Sterbeprozess beginnt, wenn sich der Atemrhythmus eines Patienten verändert.« Üblicherweise sind Patienten dann nicht mehr bei Bewusstsein.

In den letzten Lebenswochen scheint das Bewusstsein an- und abzuebben. Sterbende können viele Stunden nicht bei Bewusstsein sein, und zu anderen Zeiten sind sie hellwach. Wenn sie aber ihre letzten Stunden erreichen, sind die meisten Menschen mit einer tödlichen Krankheit nicht mehr bei vollem Bewusstsein. In einer im Jahr 1998 durchgeführten Studie an Patienten mit Krebs im Endstadium fanden die Forscher heraus, dass 79 Prozent von ihnen zwei Wochen vor ihrem Tod wach und aktiv gewesen waren. Diese Zahl fiel auf 32 Prozent in den letzten beiden Lebenstagen, und nahe dem Moment des Sterbens sank die Zahl noch weiter. Nur wenige sterbende Menschen, vielleicht zwischen 8 und 30 Prozent, bleiben bis zum tatsächlichen Lebensende bei Bewusstsein.

Dieser graduelle Verlust des Bewusstseins hat zwei Gründe: zum einen die verschriebenen Medikamente gegen Schmerzen und andere Symptome, dann aber auch das Gehirn selbst, dass im Sterben abschaltet.

Nebenwirkungen der Schmerzlinderung

Den meisten Sterbenden in westlichen Ländern gibt man Opioide gegen die Schmerzen, und diese Medikamente machen Patienten schläfriger. Auch wenn ein Medikament keine direkte Auswirkung auf den Seelenzustand eines Patienten hat, kann es doch in Kombination mit anderen Medikamenten zu Wechselwirkungen kommen. Und Sterbende erhalten in der Regel mehrere Medikamente.

Dennoch lässt sich nicht klar sagen, wie stark die Medikamente zu diesem Verlust an Bewusstheit beitragen. Opioide machen besonders in den beiden ersten Tagen schläfrig und müde, aber Patienten entwickeln rasch eine Toleranz gegen diese Medikamente. In einer Studie zeigten Krebspatienten, die deutlich höhere Opioiddosen erhalten hatten, auch stärkere geistige Beeinträchtigungen, aber diese verschwanden ungefähr nach einer Woche. Es kann sogar sein, dass

Medikamente wacher machen, weil sie Schmerzen beseitigen, die ansonsten die Gehirnfunktion beeinträchtigt hätten.

Bei der Forschung an Krebspatienten im Endstadium, die keine Opioide erhielten, fand man heraus, dass diese weniger wach waren und schlechtere kognitive Fähigkeiten hatten als gesunde Menschen. Diese Studien unterstreichen, was Neurologen längst wissen: Opioide und andere Medikamente sind nicht der einzige Faktor, der bei Sterbenden zum Bewusstseinsverlust führt.[155]

Wenn man stirbt, stellt sich das Gehirn ab

Was deinem Gehirn widerfährt, wenn du stirbst, hängt von deiner Krankheit und deiner Kondition ab. Aber Sterben verändert die Chemie des Körpers, und das hat Auswirkungen auf das Gehirn, sagt der Neurologe James Bernat. Wenn man metastasierenden Krebs im Endstadium hat, trinkt man normalerweise weniger, und ist folglich dehydriert. Das führt zu niedrigerem Blutdruck. Auch der Elektrolythaushalt wird davon beeinflusst. »Gehirnzellen sind unglaublich empfindlich«, erklärt Bernat. Damit sie funktionieren, brauchen sie eine spezielle Umgebung: die richtige Temperatur, die richtige Menge Sauerstoff und Glukose. Schon eine 20-sekündige Unterbrechung in der Versorgung mit Glykogen und Sauerstoff beeinträchtigt die Gehirnzellen. »Das Gehirn legt keine Vorratslager an, deswegen führt jede Unterbrechung der Sauerstoff- und Glukosezufuhr zu sofortigen Gehirnschäden.«

Das beste Modell für das, was im Gehirn beim Sterben oder kurz davor passiert, ist die metabolische Enzephalopathie (= Hirnfunktionsstörung). Damit ist gemeint, dass die gesamte Gehirnchemie gestört ist. Die Schädigungen können das Sehen und Hören beeinträchtigen, zu Tremor und Schwäche führen, können das Denken und das Bewusstsein beeinträchtigen. »Üblicherweise werden Menschen langsamer, schlafen sehr viel, und sind oft nicht mehr bei Bewusstsein«, erklärt Bernat. »Der Grund dafür ist diese metabolische Störung innerhalb der Gehirnzellen, ausgelöst durch die Prozesse, die beim Sterben geschehen«.

Wenn das Gehirn eines Menschen zusammenbricht, sind die Neuronen im gesamten Gehirn davon betroffen. Es ist also schwer zu sagen, welcher Teil des Gehirns am meisten betroffen sein wird. Neurologen wissen, dass die resilientesten Gehirnzellen die sind, die wir bereits früh in der menschlichen Evolution entwickelt haben, zum Beispiel die Zellen im Stammhirn. Dieser Teil des Gehirns ist uralt, sagt Bernat: »Vergleicht man das menschliche Stammhirn mit dem eines Alligators, sieht man sehr viele Gemeinsamkeiten. Zellen im Stammhirn, dem Teil des Gehirns, der hilft, dass man wach bleibt, sind besonders widerstandsfähig gegenüber den schädigenden Effekten einer tödlichen Krankheit. Aber auch wenn diese Zellen noch funktionieren, muss ein Mensch nicht mehr bei Bewusstsein sein.«

Gehirnzellen, die sich erst sehr viel später entwickelt haben, sind viel anfälliger für die Folgen eines Glykogen- oder Sauerstoffmangels. Dazu gehören die Gehirnzellen der beiden Gehirnhälften und des Hippocampus, des Teils des Gehirns, der in erster Linie für die Gedächtnisbildung zuständig ist. Weil die metabolische Enzephalopathie diese Zellen zuerst und am drastischsten zerstört, verlieren Sterbende zunehmend das Bewusstsein, während andere Teile des Gehirns, die etwa für Atmung oder Herzschlag zuständig sind, noch funktionieren.

Wachheit und Bewusstsein

Neurologen unterscheiden zwischen Wachheit (=Vigilanz) und Bewusstsein. Man kann nur eins davon haben, braucht aber beide, um bei Bewusstsein zu sein. So sind Komapatienten weder bewusstlos noch wach. Patienten mit anderen Krankheiten können bei Bewusstsein sein, aber nicht wach, etwa wenn sie schlafen und träumen. Patienten in einem rein vegetativen Zustand sind wach, aber nicht bei Bewusstsein. Ihre Augen öffnen sich womöglich jeden Tag für Perioden der Wachheit und schließen sich nachts. Aber sie haben kein Gefühl ihrer selbst, ihrer Umgebung oder für ihre Gedanken. Sie haben keine subjektiven Erfahrungen, in gewisser Weise sind sie »weg«, zumindest zeitweise. Sie sind nicht bei Bewusstsein.

Wenn Ärzte den Verdacht haben, dass etwas nicht stimmt, versuchen sie zunächst festzustellen, ob ein Mensch noch bei Bewusstsein ist. Wenn ein Patient die Augen geöffnet hat, kann man ihm Fragen stellen. Wenn die Person nicht in der Lage ist, verbal zu antworten, kann sie mit Kopfbewegungen, Gesten oder Augenbewegungen Signale geben. Sogar wenn die Augen geschlossen sind, können Neurologen eine ganze Serie von Bedside-Tests machen. Sie bitten einen Patienten, die Zunge rauszustrecken, die eigene Nase zu berühren, nach einem Gegenstand zu treten oder die Hand des Arztes zu nehmen. Sie machen ein lautes Geräusch und beobachten, ob die Augenlider des Patienten daraufhin flattern. Wenn Patienten nicht reagieren, ist es sehr viel schwieriger zu entscheiden, ob sie bei Bewusstsein sind oder nicht. »Wenn ein Patient stirbt und in einen Zustand des Halbbewusstseins ist, wissen wir einfach nicht, inwieweit er noch bei Bewusstsein ist, weil er kaum reagiert und wir auf Reaktionen als Anzeichen für Bewusstsein angewiesen sind«, sagt Bernat. »Wir können nicht in ihrem Kopf nachsehen, was gerade passiert. Wir spüren nicht, was sie gerade spüren. Deshalb leiten wir die Qualität ihres bewussten Lebens aus den Reaktionen auf unsere Stimuli ab. Und wenn sie kaum reagieren, und wir kaum wissen, was los ist, gehen wir davon aus, dass sie nicht mehr bei Bewusstsein sind.«

Es gibt auch Stadien der Wachheit oder des Bewusstseins, in denen jemand teilweise wach oder teilweise bei Bewusstsein ist – das könnte die Art von Bewusstsein sein, die Sterbende erleben, bevor sie das Bewusstsein gänzlich verlieren. 2002 fanden Forscher einen offiziellen Namen für eine relativ neue Kategorie von schwer hirngeschädigten Patienten, deren Verhalten unbeständig ist – MCS, minimaler Bewusstseinszustand (= minimally conscious state). Anders als Patienten im vegetativen Stadium zeigten diese Patienten immer wieder und nachweislich Anzeichen von Bewusstsein.

Wachheit und Bewusstsein sind allerdings sehr schwer voneinander zu unterscheiden.

In den Kopf anderer Menschen schauen

In den letzten Jahren gab es große Fortschritte in der Neurologie, und Neurologen glauben, Licht am Ende des Tunnels zu sehen – dass sie in nicht mehr allzu ferner Zukunft auch mit bewusstlosen oder nicht reagierenden Patienten sprechen können, so David Hovda. »Die Technik, die wir heute zur Verfügung haben, kannten wir vor fünf Jahren noch nicht und sie ist so bedeutsam. Wir beginnen gerade erst damit, mit dem Gehirn zu kommunizieren, und mit Komapatienten.«

Genau darum geht es in einer inzwischen bekannten neurologischen Studie aus dem Jahr 2010, die Hovda mir schickte: »Wir haben sie nicht publiziert, aber ich wünschte, wir hätten das getan!« In dieser Studie[156] führen die Forscher neue Reaktionstests an 54 Komapatienten mit schweren Gehirnschäden durch. Bei 23 von ihnen war die Schädigung besonders schwer: Sie waren im vegetativen Zustand von »wach, aber nicht bei Bewusstsein«, auch wenn man später eingestand, sich bei einigen in der Diagnose geirrt zu haben.

Mein Lieblingsteil des Experiments: Die Patienten befinden sich in einem MRT-Scanner und man sagt ihnen, sie sollten zwei verschiedene Tätigkeiten visualisieren, dazwischen solle eine Pause von 30 Sekunden liegen. Als Erstes sollten sie sich vorstellen, 30 Sekunden einen Tennisschläger zu schwingen und einen Ball hin und her zu schlagen, jeweils gefolgt von 30 Sekunden Pause. Als Zweites sollten sie sich vorstellen, wie sie zu Hause von Raum zu Raum gehen, oder eine ihnen vertraute Straße ihres Heimatortes entlanggehen, und visualisieren, was sie dort vermutlich sehen würden.

Bei fünf Patienten – vier von ihnen hatte man als »vegetativ« diagnostiziert – waren die Ergebnisse beeindruckend. Die Hirnrinde – das Zentrum des Gehirns, in dem Signale für tatsächliche und vorgestellte Tätigkeiten entstehen – feuerte in den entsprechenden Zeiten. Offenbar stellten diese Patienten sich vor, wie sie Tennis spielten, und waren in der Lage dazu, die Übung zu beenden, wenn sie darum gebeten wurden. Bei vier von ihnen feuerten die Gehirnareale, die für räumliche Vorstellung zuständig sind, als sie gebeten wurden, durch ihr Zuhause oder ihren Heimatort zu gehen.

Die Forscher machten noch ein weiteres Experiment an einem Patienten und einer Kontrollgruppe: Jeder Patient kam in einen MRT-Scanner, wo ihm mehrere Fragen gestellt wurden, die leicht zu überprüfen waren, wie zum Beispiel: »Heißt dein Vater Andreas?« Sie sollten sich ein Ja oder ein Nein auf die Fragen vorstellen. Der Patient beantwortete fünf von sechs Fragen richtig, und stellte sich in jedem Fall die Aktivität vor, die mit der richtigen Antwort einherging.

Die Autoren waren vorsichtig und überbewerteten die Ergebnisse ihrer Studie nicht. Die Tatsache, dass das Gehirn eines Menschen bei einem Experiment Aktivität als Antwort auf eine Frage zeigte, enthüllt nicht, wie viel Gehirnaktivität zu anderen Zeiten vorhanden ist. Dennoch, bei fünf Patienten war die Antwort auf die Frage, ob sie bei Bewusstsein waren, ein klares Ja. Bis die Ärzte das MRT benutzt hatten, hatten sie nicht feststellen können, dass diese Patienten zumindest teilweise bei Bewusstsein waren.

Seit diesem Experiment haben die Forscher viel über Patienten im minimalen Bewusstseinszustand gelernt. Man spricht heute auch vom verdeckten Bewusstsein, bei dem Ärzte durch die standardisierten Bedside-Tests keine Anzeichen für Bewusstsein feststellen können. In einer anderen Studie fand man heraus, dass Patienten im minimalen Bewusstseinszustand reagieren, wenn sie ihren eigenen Namen hören[157] – wenngleich langsamer als Menschen mit gesundem Gehirn. Andere Studien legen nahe, dass diese Menschen zumindest teilweise bei Bewusstsein sind: Sie können weiterhin Sprache erkennen, und sie spüren Schmerzen.[158]

Dennoch gibt es noch sehr viel, was Forscher über Patienten im minimalen Bewusstseinszustand nicht wissen. Bernat findet, man solle nur von einem minimal responsiven Zustand sprechen, da das Bewusstsein einiger Patienten völlig intakt sein könnte. »Wir wissen, dass diese Patienten nur wenige Reaktionen zeigen. Wir wissen aber nicht, wie hoch der Grad ihres Bewusstseins ist, weil wir das nicht direkt testen können«, sagt er. Genauso schwer zu wissen sei, was diese

Patienten fühlen oder wie sich der Zustand zwischen vollständigem Bewusstsein und Bewusstlosigkeit anfühlt.

Das Bewusstsein lässt sich nicht an- und ausschalten

Das menschliche Bewusstsein ist ziemlich raffiniert, und Neurologen wissen nicht hundertprozentig, wie es funktioniert. Sogar wenn man bei vollem Bewusstsein und in der Lage ist, zu kommunizieren, ist dieses Gefühl von subjektiver Erfahrung im normalen Bewusstsein sehr komplex, sagt die Neurologin Caroline Schnakers. Stell dir vor, du gehst in ein Restaurant und willst deine Erfahrung dort später anderen Menschen beschreiben. Dafür benötigst du Aufmerksamkeit und ein gutes Langzeitgedächtnis. Außerdem auch visuelle, auditive und olfaktorische Wahrnehmungsfähigkeiten. Wenn du isst und dich mit deinen Freunden unterhältst, muss dein Gedächtnis verarbeiten, wie emotional gut es dir mit dem Essen und den Gesprächen geht. Es muss sich das Essen merken, damit du später davon erzählen kannst, und du wendest Metakognition an (= du beobachtest dich selbst und deine Erfahrung).

Und das alles nur für die Erinnerung an einen normalen Restaurantbesuch – wenn dein Bewusstsein normal funktioniert.

Den bei Patienten mit Hirnstörungen ablaufenden Prozess zu verstehen, ist noch schwieriger. Eine der kniffeligsten Fragen in diesem Zusammenhang mit den Experimenten ist die, ob diese Patienten überhaupt bemerken, dass ihr Gehirn aktiv ist und reagiert, sagt Bernat. In dem Experiment mit der Visualisierung des Tennisspiels bewiesen die Forscher, dass immer dann, wenn man Reaktionen im Gehirn feststellen konnte, auch das Bewusstsein reagierte – die Tatsache, dass die Patienten Ja- und Nein-Fragen beantworten konnten, bewiesen, dass sie sich dessen bewusst waren, was in ihrem Gehirn vor sich ging. Das ist aber nicht immer so einfach zu zeigen. Bernat nennt als Beispiel die Prosopagnosie, bei der Patienten unfähig sind, sogar bekannte Gesichter zu erkennen. Sie sehen die einzelnen Teile – Augen, Nase, Ohren, Mund – aber sie können diese nicht zusammensetzen und erkennen, um wen es sich handelt. In einer Studie mit Patienten, die an dieser sogenannten »Gesichtsblindheit« litten, zeigte man ihnen Fotos berühmter Menschen. Sie befragten die Patienten beim Anblick der Bilder und überwachten die physischen Reaktionen wie Herzschlag, Atemfrequenz und Körpertemperatur. Die Patienten sagten, sie würden die Menschen nicht (er)kennen, aber die Monitore signalisierten etwas anderes: Die Fotos vertrauter Gesichter erzielten erkennbar andere Reaktionen als die von Fremden. Die Monitore verrieten also, dass sogar dann, wenn die Patienten sich dessen nicht bewusst waren, ihr Gehirn bekannte Gesichter wiedererkannte. »Ist das nicht spannend? Das beweist erneut, welch kompliziertes Phänomen das Bewusstsein ist. Es ist eben nicht so, legte man eben einen Schalter um. Das Bewusstsein lässt sich nicht mal eben an- oder ausschalten«, stellt Bernat fest.

Auswirkungen auf Sterbende

Zu erforschen, wie sich das Bewusstsein für Menschen anfühlt, die im Sterben liegen, ist besonders problematisch. »Was wissen wir über die Erfahrungen eines Sterbenden? Fast nichts. Das ist niemals untersucht worden«, sagt Bernat. Auch wenn Ärzte heute sehr viel besser abschätzen können, wann der Tod kurz bevorsteht, hätten die meisten Patienten oder ihre Angehörigen etwas dagegen, wenn in den letzten Lebensstunden Elektroden am Kopf angebracht würden.

»Wenn Menschen dem Tod sehr nahe sind und nicht mehr reagieren, wird dieses Stadium von Bewusstsein normalerweise als Koma definiert«, sagt Schnakers. Im Gegensatz zu minimalbewussten Patienten, die aus einem Koma erwachen, begeben sich diese Patienten in eines hinein. »Wenn man im Koma ist, sollte man eigentlich gar nichts mehr fühlen. Man sollte keine Geräusche mehr wahrnehmen, man sollte überhaupt keine so komplexen Erfahrungen mehr haben, an die man sich erinnern könnte«. Legt man Komapatienten unter einen Scanner, sieht man eine nur sehr geringe Gehirnaktivität, sagt sie. Sogar das Gehirn eines Menschen im Schlaf zeigt mehr Aktivität als bei diesen Patienten, weil der Schlafende in der Lage ist, zu träumen. Soweit

Neurologen sagen können, haben Komapatienten keine subjektiven Wahrnehmungen.

Aber was ist mit der Zeit davor, bevor ein Sterbender ins Koma fällt? Was, wenn nicht responsiv sterbende Patienten, genau wie minimal bewusste Patienten, dennoch manchmal bei Bewusstsein sind?

Die vielleicht wichtigste Erkenntnis aus den neurologischen Studien an minimalbewussten Patienten ist laut Bernat folgende: »Ich vermute, dass Sterbende einen sehr viel höheren Grad an Bewusstsein haben, als man ihnen zutraut. Es ist möglich, dass Sterbende in diesem halbbewussten Zustand immer noch denken oder träumen oder eine Art verwirrte, teilweise Bewusstheit erleben«.

Bernat und anderen Neurologen warnen aber davor, die Resultate dieser Studien einfach auf Sterbende zu übertragen. Das Bewusstsein eines Sterbenden ist nicht identisch mit dem eines minimalbewussten Patienten. Und der vegetative Zustand in den unterschiedlichen minimalbewussten Phasen ist eher eine grobe Kategorisierung als eine saubere Diagnose: »Sie können sich sehr voneinander unterscheiden, je nachdem, welches Gehirnareal betroffen ist, wie schwer der Schaden ist, was der Grund der Schädigung ist und viele weitere Faktoren.« So kann zum Beispiel ein minimal bewusster Zustand durch eine traumatische Hirnverletzung, eine Hirnblutung, einen neuronalen Schaden durch den Mangel an Sauerstoff und Blutzufuhr während eines Herzstillstandes oder eine Hirnentzündung verursacht worden sein. »Sie alle können klinische Symptome hervorrufen, die einander ähneln, auch wenn sie durch ganz unterschiedliche Ursachen hervorgerufen werden. Mit anderen Worten, es ist ein ziemliches Durcheinander«, so Bernat.

Auch könnte ein bestimmter minimal bewusster Mensch sich seiner selbst deutlich bewusster sein als ein anderer. Das Bewusstsein bei minimalbewussten Patienten kann sporadisch sein, oder es erscheint nur als Reaktion auf bestimmte Stimulationen.

Die Bewusstseinsstadien bei Sterbenden sind genauso unterschiedlich wie bei Patienten mit Minimalbewusstsein und hängen von verschiedenen Faktoren ab, zum Beispiel davon, wie schnell der Zustand des Gehirns sich im Verhältnis zum Körper verschlechtert und wie stark der Zusammenbruch des Gehirns kurz vor dem Tod ist. »Es gibt unterschiedliche Schweregrade der metabolischen Enzephalopathie, milde Formen sorgen lediglich für ein bisschen Verwirrtheit, verlangsamen das Denken und die Reaktionen«, sagt Bernat.

Verwirrtheit

Es gibt ein weiteres gedankliches Modell für das, was im Gehirn eines Sterbenden passiert. Wenn es zu einer metabolischen Enzephalopathie kommt, wird stattdessen oft ein anderer und weitverbreiteter Begriff gebraucht: Delirium. Die Medizin hat erst vor kurzem verstanden, was für ein ernsthaftes Problem das Delirium darstellt, sagt Marian Grant: »Delirium ist ein Anzeichen für eine Hirnstörung, die einen Wechsel im Grad des Bewusstseins verursacht.«

Die Symptome des Deliriums gleichen denen der Demenz, allerdings treten sie rasch auf, binnen einiger Stunden oder weniger Tage. Patienten verlieren die Fähigkeit, sich zu fokussieren und ihre Umgebung wahrzunehmen. Sie denken nicht mehr klar, das Bewusstsein ist getrübt. Normalerweise sind sie verwirrt und desorientiert, haben Probleme, sich an Worte zu erinnern, zu schreiben und zu lesen oder das zu verstehen, was andere sagen. Manchmal werden sie sehr unruhig, manchmal ziehen sie sich in sich selbst zurück und verfallen in Lethargie.

Die meisten metabolischen Enzephalopathien führen zu einem Delirium, es gibt aber auch andere Auslöser: Drogenmissbrauch und Entzug, Vergiftung, psychiatrische Funktionsstörungen. Einer der häufigsten Auslöser ist der Sterbeprozess, bei fast allen Sterbenden tritt ein Delirium auf.[159] Meist bedeutet dies, dass die letzten Lebenstage des Patienten angebrochen sind.

»Sind dies also die normalen Veränderungen, die beim Sterbeprozess ablaufen? Ist es der Zusammenbruch des Körpers, der Auswirkungen auf das Gehirn hat? Sind es die Folgen schlechter Sauerstoffzufuhr?

Ich glaube nicht, dass wir bereits gute Erklärungen haben. Ich habe es oft genug im Krankenhaus gesehen, auch im Hospiz, und ich denke dann immer: Jetzt hat dieser Mensch nur noch wenige Tage zu leben«, sagt Grant.

In einer Studie[160] an 154 Krebspatienten, die mindestens eine Deliriumphase durchgemacht hatten, wollte der Psychologe William Breitbart Hinweise dafür finden, wie sich diese Erfahrung anfühlt. Die meisten Patienten wurden mit Neuroleptika (= antipsychotisch wirksamen Substanzen) behandelt und erholten sich vollständig vom Delirium, allerdings starben 53 Patienten vor Beendigung der Studie. Die Hälfte der Patienten, die sich erholten, erinnerte sich an das Delirium. Sie berichteten, dass sie gehört hätten, wie sich Angehörige und medizinisches Personal unterhalten hätten, einige erinnerten sich auch an Wahnvorstellungen. 80 Prozent der Patienten, die sich erinnerten, empfanden die Erfahrung als erschreckend, besonders wegen der beängstigenden Wahnvorstellungen, schreibt Breitbart.[161]

Aber der Zustand und seine Auswirkungen sind nicht so leicht einzuordnen. »Ein Delirium ist von seiner Natur her etwas, das schwankt. In der einen Minute sind die Menschen bei klarem Verstand, wenig später verwirrt. Das ist genau die Herausforderung für die Behandlung«, sagt Grant. Sie hat während ihrer Arbeit häufig Verwandte darüber aufgeklärt, welche Auswirkungen ein Delirium habe. »Wenn urplötzlich die Oma wie ein Bierkutscher flucht oder Dinge sieht, obwohl sie nie zuvor Halluzinationen hatte, ist das für die Familien sehr beängstigend.«

Ein Delirium kann sehr leicht oder auch sehr stark sein. Es hat viele Symptome und beeinträchtigt die kognitiven Fähigkeiten eines Menschen. Man unterscheidet zwischen hyperaktivem und hypoaktivem Delirium. Das hypoaktive Delirium wird oft nicht erkannt, denn die Patienten sind lethargisch und wenig aufmerksam, verhalten sich aber nicht auffällig. Grant scherzt, medizinisches Personal bezeichne diese Patienten als »die Guten«, denn sie lägen still im Bett und bereiteten dem Personal keine Probleme. Dennoch muss auch dieser Zustand behandelt werden. Im Gegensatz dazu sind Patienten im hyperaktiven

Delirium unruhig, haben oft Wahnvorstellungen oder fixe Ideen. Manche Patienten werden sehr erregt, versuchen, das Bett zu verlassen und sich zu entkleiden. Als Grants hochbetagter Schwiegervater sich die Hüfte brach und im Sterben lag, versuchte er ständig, aus dem Bett zu klettern. »Es war tragisch, er verstand seine Lage einfach nicht. Alles, was sie im Krankenhaus tun konnten, war ihn zu fixieren, und er verstand nicht, warum er fixiert wurde, und das machte ihn nur noch wütender«, erzählt Grant.

Trotz des Aufruhrs bei ihrem Schwiegervater sagt Grant, dass nach ihrer Erfahrung die meisten Patienten das Delirium nicht als beängstigend empfänden. »Sie sind im ersten Moment verängstigt, weil sie nicht verstehen, was los ist. Wenn sie erzählen, dass sie Menschen aus der Vergangenheit sehen oder Engel am Fußende des Bettes stehen, weiß ich nicht, was wirklich geschieht, aber es scheint ihnen damit nicht schlecht zu gehen. Tatsächlich sind Wahnvorstellungen und fixe Ideen oft sogar tröstlich. »Sie haben keine Angst, wenn sie Menschen sehen, die sie geliebt haben und die längst tot sind«, sagt Grant.

Die Träume Sterbender

»Die meisten Sterbenden erleben Phasen der Verwirrtheit vor ihrem Tod«, sagt James Hallenbeck. Seine Studenten empfinden die Aussicht auf den Verlust des Verstandes oder der Realität oft als erschreckend. In seinen Gesprächen mit ihnen fragt er sie: »Warum ängstigt dich das? Du bist in jeder Nacht völlig durchgeknallt, wenn du träumst. Nicht das Träumen ist das Problem, es geht darum, ob es ein guter oder ein schlechter Traum ist.«

Wenn wir träumen, »sind wir alle nachweislich unzurechnungsfähig. Glücklicherweise sind wir paralysiert und verletzen niemanden, während wir wie Superman fliegen oder sonst etwas anstellen. Es geht um den Inhalt, nicht um die Verwirrung«, so Hallenbeck.

Forscher wie Breitbart haben herausgefunden, dass Delirium eine Krankheit ist, die man behandeln kann. Die Forschungen und Erfahrungen vieler Palliativspezialisten legen nahe, dass es Patienten gibt, die dieses Wegdriften aus der Realität als positiv empfinden. Es scheint, als ob die träumerischen und verwirrten Zustände so vieler Sterbender sowohl positiv als auch negativ wären, etwa so, wie wenn wir nachts Alpträume oder gute Träume haben.

In den letzten Lebenswochen meiner Mutter schien ihr Bewusstsein die meiste Zeit auf- und abzuebben. Manchmal hob sie die Arme in die Luft und griff nach unsichtbaren Gegenständen. Ich wusste nicht, dass dieser Griff nach Gegenständen typisch bei Sterbenden ist. Einmal nahm ich ihre Hände in meine und fragte sie: »Was tust du da?« »Ich räume auf«, sagte sie und lächelte verträumt.

Wie träumen Sterbende? Hallenbeck hätte gerne, dass Neurologen die Hirnwellen messen. »Meine Theorie ist, dass wir Gehirnwellen feststellen werden, die wie Schlaf sind, und Gehirnwellen, die Wachheit darstellen[162]. Mit anderen Worten, die normale ›Grenze‹ zwischen Wachzustand und Träumen ist zusammengebrochen.«

Wie auch immer der halbträumerische Zustand Sterbender ist, meistens ist er angenehm. Hallenbeck erzählt: »An dem Tag, als meine Mutter starb, ließ sie all ihre Haustiere vor sich auf und ab gehen und war glücklich wie ein kleines Kind. Das ist etwas sehr Typisches, und kommt in allen Kulturen vor«.

Der tatsächliche Inhalt der Visionen hängt vom persönlichen Hintergrund und den Erfahrungen eines Menschen ab. Manche sehen vielleicht Engel mit gefiederten Flügeln und Heiligenschein. Hallenbeck erzählt von einem Patienten, der eine Reisevision hatte. Er sah keinen Engel am Tor, er sah einen Militärposten, der ihm sagte: »Gehen Sie zurück, Sir. Sie sind noch nicht dran.«

Hallenbeck sagt, diese Vorstellungen unterscheiden sich deutlich von den Nahtoderfahrungen, von denen manche Menschen berichten, bei denen klassischerweise immer ein gleißendes Licht oder ein Tunnel vorkommt. Die Visionen Sterbender sind eher verwoben mit der Wach-Realität. So erzählen manche Patienten den Krankenschwestern oder Angehörigen zum Beispiel: »Nicht hierhin setzen! Auf dem Stuhl liegt doch ein Baby.« Oder sie fragen: »Wer war denn das Kind, das gerade hier war?«

Die Schulmedizin und auch die Hospize unterschätzen die Bedeutung dieser Erfahrungen für Sterbende, meint Hallenbeck. Patienten wissen, wenn sie in diesem Stadium der Verwirrtheit sind, dass es keine besonders gute Idee ist, Ärzten davon zu erzählen. Hallenbeck beobachtete einmal, wie die Tochter eines Patienten diesem aus dem Buch *Guided by the light. Following your Angelic Guides*[163] vorlas, und er fragte sie, ob sie zu verstehen versuche, was mit ihrem Vater passieren werde, wenn er sterbe. Sie antwortete: »Nein. Das Zimmer meines Vaters war in den letzten zwei Monaten rappelvoll mit toten Verwandten, und ich versuche herauszukriegen, was sie da eigentlich machen«. Hallenbeck hatte den Patienten in diesen zwei Monaten jeden Tag besucht, aber dieser hatte niemals erzählt, dass er verstorbene Familienmitglieder gesehen hatte.

Hallenbeck lernte, nach Hinweisen zu suchen. »Wenn sie ein wenig verwirrt aussehen, schaue ich ihn in die Augen und frage: ›Was sehen Sie?‹ Wenn ich nachfrage, erzählen manche Patienten von ihrer Vision: ›Na ja, ob Sie's glauben oder nicht, meine liebe Großmutter sitzt dort.‹ Aber oft erzählen sie nichts.«

Eine Forschergruppe um den Palliativspezialisten Christopher Kerr befasst sich schon lange mit den Träumen Sterbender und auch sie ist überzeugt, dass Personal und Angehörige das oft nicht ernst genug nähmen. Es gibt eine Besonderheit bei diesem Forscherteam: es hat Patienten, nicht Angehörige, interviewt. 88 Prozent von ihnen hatten zumindest einen Traum oder eine Vision.[164] Diese fühlten sich anders an als normale Träume. Sie schienen klarer und realistischer. Sie waren intensiver und fühlten sich für viele so an, als ob sie wach wären.

Und was träumten sie? 27 Prozent träumten davon, Menschen wiederzubegegnen, die bereits tot waren. 59 Prozent sagten, sie träumten davon, sich auf eine Reise vorzubereiten. 28 Prozent träumten über bedeutsame Erlebnisse ihrer Vergangenheit. Die Forscher interviewten die Patienten täglich, bis sie nicht mehr sprechen konnten – deshalb berichteten Patienten oft von verschiedenen Träumen.

Breitbart ist davon überzeugt, dass diese Träume Halluzinationen und ein Bestandteil des Deliriums sind. Die Forscher um Kerr hingegen sind der Meinung, diese Träume unterschieden sich sehr von Halluzinationen im Delirium. Patienten im Delirium können in der Regel nicht mehr klar denken, sind ängstlich oder erregt und verwirrt, stellen sie fest. Die Patienten, die sie interviewten, waren zwischendurch auch im Delirium, seien aber sehr klar gewesen, wenn sie über ihre Träume gesprochen hätten. Die Träume seien oft als tröstlich und positiv empfunden worden. Auch Fred Schwartz hat das so erlebt. Er sagt, diese Visionen seien sehr real für die Patienten und in der Regel sehr positiv: »Wenn sie diese Visionen haben, sind sie so erleichtert, glücklich, froh, alle Angst, die sie hatten, ist verschwunden.« Nach den Visionen sind die Patienten in der Regel in einem Glücksrausch. Er erinnert sich daran, wie er einmal auf der Bettkante einer Patientin saß, die ihm erzählte, ihr Bruder sei ebenfalls im Zimmer. Glücklicher hatte er die Frau nie zuvor gesehen.

Die Visionen drehen sich oft um Angehörige, die verstorben sind, manchmal aber auch um andere Menschen. Die Beschreibung eines Patienten, der davon erzählte, wie er einen von Licht umgebenen Engel gesehen habe, rührte alle im Hospiz zu Tränen. Weil der Patient seine Glückseligkeit ausdrücken konnte, war dieses Glück auch ein Geschenk an alle im Hospiz. »Ein Geschenk, denn wir alle müssen sterben, wir alle haben die gleichen Ängste, wie es wohl für uns oder unsere Angehörigen sein wird – und so eine Erfahrung ist sehr machtvoll«, schreibt Schwartz.

War meine Mutter bei Bewusstsein, als sie starb?

In den letzten drei Lebenswochen meiner Mutter empfand ich die meiste Zeit über ein Gefühl von Dankbarkeit, weil die Zeit so bedeutsam war und von Nähe zueinander geprägt. Soweit ich mich erinnere, gab es allerdings keine Gespräche mit längst verstorbenen Verwandten oder sonstige wunderbare Träume. Ich weiß, sie hatte Schwierigkeiten, und ich weiß, dass sie litt.

»Ihnen ist klar, dass nicht jeder sanft in die süße gute Nacht gleitet?«, warnt Judith Schwarz. Ähnlich wie das Bewusstsein auf- und abebbt, so auch das Gefühl von Frieden, das gilt auch, wenn Menschen leichter sterben. Der Zustand meiner Mutter passt am besten zu Breitbarts Beschreibung des hypoaktiven Deliriums, in dem Patienten lethargisch werden und allmählich ins Koma gleiten.

Das bedeutet aber nicht, dass ihr Bewusstsein in den letzten Tagen völlig verschwunden war. Nach Jahrzehnten der Beobachtung von Patienten mit traumatischen Hirnverletzungen wissen Neurologen etwas über die Mechanik dessen, was beim Zusammenbruch des Gehirns passiert. In den letzten Jahren haben neue Technologien neue Erkenntnisse in die Erfahrungswelt von Patienten gebracht, die nur halb bei Bewusstsein sind. Trotz dieser Wissenssprünge bleibt unser Modell des Bewusstseins ziemlich primitiv, betont James Bernat: »Noch immer hat die Forschung keinen Weg gefunden, wie dieser Klumpen von weißer und grauer Materie im Gehirn, der drei Pfund wiegt, uns in die Lage versetzt, Mozart zu lieben, die Farbe Rot zu erkennen oder viele andere Dinge.« Wenn man sich die Beschränkungen unseres Verständnisses des Gehirns klarmacht, wird man bescheiden. »Ich habe gelernt: Wenn wir Ärzte uns bezüglich des Grades von Bewusstsein bei einem Patienten irren, dann normalerweise in die Richtung, dass wir sagen, sie sind nicht bei Bewusstsein, wenn sie es doch tatsächlich sind, niemals in die andere Richtung«, sagt Bernat.

Die Neurologin Jimo Borjigin sagt etwas Ähnliches: »Wir verstehen den Sterbeprozess des Gehirns einfach nicht. Je mehr ich forschte, desto mehr wurde mir klar, wie wenig wir über das Sterben des Gehirns und über den Sterbeprozess wissen. Auch wenn er jedem von uns widerfährt, wissen wir fast gar nichts.«

Judith Schwarz erzählte mir, dass ihre Mutter im Sterben mal wach und mal weniger wach gewesen sei: »Ich war mir der Tatsache sehr bewusst, dass ich, wenn ich mit ihr sprach, sie von irgendeinem Platz zurückholte. Ich war mir bewusst, dass sie irgendwo war, wo es ihr gut ging. Und wenn ich sie etwas fragte, musste sie darum kämpfen, für eine Antwort zurückzukehren. Deswegen hörte ich damit auf.«

10 Die letzten Stunden

Sterben hat in der Regel eine letzte Phase, in der sich der Zustand rapide verschlechtert. In diesen letzten zwei bis drei Tagen, wenn Menschen zu schwach zum Husten oder Schlucken sind, machen manche Sterbende seltsame Geräusche. Manchmal höre es sich an wie das Schnurren einer Katze, meint James Hallenbeck, was für diejenigen, die es hören, ziemlich verstörend sei, weil es klinge, als habe der Patient Schmerzen.

Das hat er aber nicht, soweit wir das sagen können. Ärzte und Pflegepersonal gehen davon aus, dass diese Rasselatmung, oft auch als Todesrasseln bekannt, nicht weh tut. »Es bedrückt so ziemlich jeden außer dem Sterbenden«, so Hallenbeck.

Zunehmend wird über die Anzeichen des herannahenden Todes und die Erfahrungen der Patienten geforscht, ebenso über die Wissenschaft hinter Nahtoderfahrungen und was uns das über den Sterbeprozess sagen kann. Die Erkenntnisse sind spannend, verdeutlichen uns aber auch, dass unser Wissen begrenzt ist. Wie wir über den Tod sprechen, spiegelt oft wider, was Zeugen sehen, und nicht, was Sterbende erleben. »Wir sprechen vom Todeskampf, auch wenn der Sterbende schon weit weg ist und das kaum noch wahrnehmen kann. Vieles von dem, was wir sehen, sind Muskelkrämpfe, hervorgerufen durch die Übersäuerung des Blutes«, schreibt Sherwin Nuland.[165] In der Forschung über das Sterben bleibt diese Unterscheidung zwischen dem, was Angehörige und Freunde sowie medizinisches Fachpersonal wahrnehmen, und dem, was ein Sterbender tatsächlich erlebt, geheimnisumwoben.

Nur im Rückblick einfach – wann beginnt das aktive Sterben?

In ihren beiden letzten Lebenswochen war meine Mutter bereit zu sterben. Die Chemotherapie war beendet, ihr Körper fuhr herunter. Sie fragte eine Hospizschwester, wie viel Zeit ihr noch bleibe. Die Schwester sagte, vermutlich aus einem Überschwang von Mitgefühl heraus, ungefähr drei Tage. Die drei Tage vergingen, und dann vier, dann fünf.

Ich erinnere mich lebhaft daran, wie meine Mutter in den Spiegel starrte, nachdem ich mit ihr ins Badezimmer gegangen war. Sie hatte sich die Zähne geputzt und hielt inne, studierte ihr Spiegelbild, sah und sah doch nichts. »Es ist so unfair«, sagte sie. »Es war so unfair von dieser Schwester, mir zu sagen, ich hätte noch drei Tage Zeit.« Meine Mutter, die Ärzte und Schwestern nie kritisiert und sich nie über ihre Krankheit beklagt hatte, war von dieser falschen Prognose aus dem Gleichgewicht geworfen worden. In gesünderen Zeiten hätte sie vermutlich verstanden, dass eigentlich ihre Frage unfair gewesen war. Ärzte können zwar normalerweise sagen, dass jemand stirbt, aber den Tag und die Stunde vorherzusagen, ist schier unmöglich. Studien haben gezeigt, dass sie in 80 Prozent der Fälle falsche Vorhersagen machen und meistens zu optimistisch sind.[166] »Wir haben keine Kristallkugel«, erklärt Michelle Appenzeller.

> Wann sterben Menschen? Ich habe Patienten erlebt, die weiterlebten, obwohl es physiologisch sinnlos war. Sie hätten schon längst tot sein sollen. Ein Mann im Hospiz hatte über 40 °C Fieber. Er hatte eine Blutvergiftung. Wir gaben ihm Flüssigkeit, sonst machten wir nichts. Der Patient kam ursprünglich aus Asien, und ein Familienmitglied war auf dem Weg, um sich von ihm zu verabschieden.
> Er blieb so lange am Leben, bis dieser Verwandte aus dem Flugzeug gestiegen war. Ich konnte es nicht erklären. Ich hatte kleine alte Damen, die seit zwei oder drei Wochen nichts gegessen und getrunken hatten, und weiterlebten. Sie waren nicht wach, sie existierten bloß weiter. Warteten sie auf jemanden? War es noch nicht ihre Zeit, wollten sie ihre Familie nicht dabei haben?«
>
> *Marian Grant*

Wenn Ärzte oder Pflegepersonal sagen, ein Patient sterbe jetzt, meinen sie in der Regel, dass die letzten Tage oder Stunden des Lebens angebrochen sind. Der Ausdruck impliziert aber, dass man vorhersagen könnte, wann diese letzten Stunden und Tage sind. Basierend auf einem radikalen Symptomwechsel können Hospizkräfte Patienten in der Regel sagen, wann sie den Tod erwarten können. »Irgendwie wissen wir es«, sagt Appenzeller. Wenn man den regelmäßigen aggressiven Verfall in den letzten Wochen erlebt hat, reagiert man in den letzten beiden Tagen deutlich weniger. Die Symptome intensivieren sich. Weniger wichtige körperliche Funktionen werden aufgegeben, damit Herz und Gehirn erhalten bleiben. Man fühlt sich müde und erschöpft, wird schwächer und bleibt mehr im Bett. Die muskulären Funktionen verschlechtern sich, der Herzrhythmus wird schwächer, deshalb gelangt weniger Blut in die Nieren. Dann hören die Nieren auf zu arbeiten, andere Organe ebenso.

Wer mit Sterbenden arbeitet, erkennt die allgemeinen Anzeichen, dennoch kann die Periode des aktiven Sterbens schwer zu identifizieren sein. »Ich habe Pfleger sagen hören, dieser oder jener Patient sterbe jetzt, und sie haben das drei Wochen lang gesagt. Aber niemand stirbt wirklich über mehrere Wochen«, sagt Appenzeller.

Palliativmediziner David Hui fragte sich, ob es vielleicht wissenschaftliche Wege gäbe, die Vorhersage zu treffen. Er und seine Kollegen wühlten sich durch die Forschungsliteratur, die von Anzeichen des herannahenden Todes berichtet, sie sprachen mit Ärzten und Pflegekräften in der Palliativmedizin. Für ihre erste Studie erstellten sie eine Liste mit den Anzeichen, die man bei Sterbenden beobachten kann.[167]

Was sie in dieser und einer späteren Studie, die noch mehr Anzeichen auflistete, lernten, war sowohl erhellend wie unbefriedigend. Die Anzeichen, die Patienten üblicherweise zeigen, sind am wenigsten vorhersehbar in puncto Todesvorhersage. Die Forscher fanden aber heraus, dass es, wenn ein oder mehrere der Anzeichen vorhanden waren, starke Hinweise dafür gab, dass ein Patient in den nächsten drei Tagen sterben würde. Die kombinierten Anzeichen sind relativ verlässliche Indikatoren. Wenn ein Patient noch herumgeht, wenn seine Organe relativ gut funktionieren und sein Gesicht ziemlich normal aussieht, kann man recht sicher sein, dass er in den nächsten drei Tagen nicht sterben wird, sagt Hui. Wenn ein Patient aber bettlägerig und nicht bei Bewusstsein ist, wenn die Nasolabialfalte verschwindet, dann wird er vermutlich innerhalb weniger Stunden oder Tage sterben.

Das Problem ist jedoch, dass die Liste der Anzeichen letztlich nur wenig aussagekräftig ist. Ein Patient kann unregelmäßig atmen und dennoch Wochen leben. Patienten können ohne eines dieser Anzeichen sterben. Sogar die beispielhafte Unterscheidung zwischen Patienten, die noch herumlaufen, und denen, die bettlägerig und bewusstlos sind, hilft nicht sehr viel, jedenfalls nicht bei den Patienten, die sich irgendwo dazwischen bewegen, meint Hui. Bei diesen Patienten besteht eine 40-prozentige Chance, dass sie in den nächsten drei Tagen sterben, und das reicht nicht aus, um den Sterbetag sicher vorherzusagen.

Es ist auch wichtig sich zu vergegenwärtigen, dass es einen Unterschied zwischen den Anzeichen gibt, die man als Außenstehender beobachten kann, und den Symptomen, die ein Patient hat. So können zum Beispiel sowohl die Cheyne-Stokes-Atmung[168] als auch eine Dyspnoe (= Atemnot) mit dem Tod im Zusammenhang stehen; das Erste ist ein Anzeichen, das Zweite ein Symptom.

Symptome spürt der Patient, Ärzte beobachten Anzeichen

Wenn ein Patient Cheyne-Stokes-Atmung aufweist, wird er vermutlich innerhalb weniger Stunden oder Tage sterben, auch wenn sich diese Atmung auch bei nicht tödlichen Krankheiten zeigen kann. Wie auch beim Todesrasseln kann es für die Angehörigen schwierig sein, dabei zuzusehen. Es sieht aus, als kämpfe der Sterbende um jeden Atemzug. Doch für den Patienten fühlt es sich nicht so an. Mediziner sind sich relativ sicher, dass Cheyne-Stokes-Atmung weder schmerzhaft ist noch Angst macht. Meistens ist die Atmung sehr langsam, »aber je langsamer die Atmung, desto weniger Ängste hat ein Patient«, so Margaret Campbell. »Schnelles Atmen und Erregung oder Angst gehen Hand in Hand, langsames Atmen nicht.« Dazu kommt, dass Patienten zu dem Zeitpunkt, an dem Cheyne-Stokes-Atmung feststellbar ist, meist schon nicht mehr bei Bewusstsein sind.

Im Gegensatz dazu ist Atemnot etwas, das der Patient wahrnimmt. Oft wird auch von Atemhunger gesprochen. Bei Dyspnoe hat man das Gefühl, keine Luft mehr zu bekommen, und dies ist ein Anzeichen des herannahenden Todes, auch wenn es nicht bei allen Sterbenden auftritt. Hui zufolge ist es ein Gefühl, »wie als bekäme ich nicht genug Luft in meinen Körper hinein«.

Die Intensität ist unterschiedlich, aber Dyspnoe kann sehr unangenehm sein, sagt Mac Johnson: »Wenn Sie je einmal unter Wasser waren und nicht atmen konnten, wissen Sie, wie es sich anfühlt.« Atemnot ist behandelbar, meist mit Opioiden, aber auch dadurch, dass man den Kopf des Patienten höher lagert, um die Atmung besser zu kontrollieren. Auch ein geöffnetes Fenster oder ein Ventilator verbessern die Luftzufuhr.

Dyspnoe wird von unterschiedlichen Phänomenen verursacht, Angst kann sie verstärken. Vielleicht leiden die Patienten an einer Behinderung des Luftstroms in der Luftröhre oder der Lunge, die Lungen könnten auch verletzt sein, und dies erschwert das Atmen. Vielleicht haben sie geschwächte Atmungsorgane oder ein schwaches Herz. Auch das Nervensystem kann geschädigt sein.

Nur der Patient selbst kann sagen, ob er an Atemnot leidet, deshalb machen nur Patienten, die bei Bewusstsein sind, diese Erfahrung. Sie könnten aber bei Bewusstsein und dennoch nicht mehr in der Lage sein, zu reagieren: »Die meisten Menschen können, wenn sie kurz vor dem Sterben sind, nicht mehr sagen, was sie fühlen«, sagt Campbell. Wenn diese Patienten Atemnot spüren, bleibt sie manchmal unbehandelt. »Wir können sie nicht fragen, ob es ihnen nicht gut geht.« Pflegepersonal, das Erfahrung mit Sterbenden, aber viel zu tun hat, kann die Symptome leicht übersehen. Campbell hat mehr als einmal nichtkommunikative Patienten mit Atembeschwerden gesehen, obwohl sie klare Anweisungen hinterlassen hatte, dass diese behandelt werden müssen. »Ich schnappe mir die Schwester und sage ihr, dass ihr Patient Atembeschwerden hat. Und sie antwortet: ›Wirklich?‹«

Herausfinden, was Patienten wirklich erleben

In ihrer Forschungsarbeit[169] interessierte sich Campbell besonders für die Unterschiede zwischen dem, was Anwesende zu beobachten glauben, und dem, was Patienten tatsächlich fühlen. Das führte dazu, dass sie als eine der Ersten das Todesrasseln untersuchte. »Über viele Jahre hinweg habe ich mich um Menschen gekümmert, die im Sterben lagen. Manche machten dieses Geräusch, andere nicht. Mit der Zeit stellte ich fest, dass die Patienten trotz dieser Geräusche offenbar keine Beschwerden hatten«, erzählt sie. Zwischen 35 und 50 Prozent aller Sterbenden entwickeln dieses Todesrasseln in den letzten ein oder zwei Lebenstagen, in denen sie zu schwach sind, um das Sekret in ihrer Kehle noch loszuwerden. Weil diese Patienten keine Anzeichen von Beschwerden zeigten, während sie das Geräusch machten, schloss Campbell daraus, dass sie keine Schmerzen hatten. Zum selben Ergebnis kamen auch andere Schwestern und Ärzte.

Deshalb war sie sehr überrascht, dass Ärzte das Todesrasseln weiterhin mit Medikamenten behandelten, die heftige Nebenwirkungen hatten, wie zum Beispiel Mundtrockenheit, das Zurückhalten des Urins und Verwirrung. Campbell entschied sich dazu, eine Studie durchzuführen. Sie nahm das Todesrasseln bei Sterbenden auf und untersuchte Patienten, die es aufwiesen, und solche, die es nicht hatten. Basierend auf dieser Studie an 79 Menschen schloss sie, dass das Todesrasseln normalerweise keine Beschwerden verursacht, auch wenn es für Familienangehörige oder sogar Mediziner schwer auszuhalten ist. »Wir sollten uns klarmachen, dass der Tod eine unangenehme und unordentliche Erfahrung ist, die mit Inkontinenz, Gerüchen und manchmal lauten Atemgeräuschen einhergeht. Die Geräusche und Körperflüssigkeiten, die zum Beispiel mit einer Geburt einhergehen, werden nicht negativ gesehen, man hält sie sogar für normal. Müssen wir dann die Geräusche, die während des Sterbens entstehen, ›desinfizieren‹?«, fragt Campbell.[170]

Für Patienten, die nicht mehr kommunizieren können, ist die Situation noch viel schlimmer. Wer im Umgang mit Sterbenden erfahren ist, sieht normalerweise, ob diese Patienten unter Atemnot leiden, auch wenn der Patient es nicht mehr sagen kann. Statt sich zum Atmen auf das Zwerchfell zu verlassen, nutzen diese Patienten zusätzliche Muskeln. Manchmal machen sie gutturale Grunzlaute. Das Atmen ist manchmal widersinnig. Bei der normalen Atmung bewegen sich Unterleib und Brustkorb gleichzeitig und in die gleiche Richtung; wer aber Atemschwierigkeiten hat, bei dem entsteht eine Schaukelatmung.[171]

Es braucht Erfahrung, diese Anzeichen von Beschwerden zu erkennen, und es braucht Zeit, sie intensiv zu beobachten; beides ist in der hektischen Atmosphäre vieler Krankenhäuser oft nicht möglich. Campbell machte also eine Studie über die Anzeichen für Atemnot an Patienten, die sich nicht mehr selbst dazu äußern konnten. Sie entwickelte eine Skala, um die Atemnot zu messen, die sogenannte RDOS-Skala[172]. Diese Skala wird in immer mehr amerikanischen Hospizen angewendet, und vermutlich geht es mehr und mehr Patienten deswegen besser.

Atembeschwerden, Cheyne-Stokes-Atmung und das Todesrasseln sind für Sterbende nur ein kleiner Teil der Kämpfe mit den Körperfunktionen, die man für selbstverständlich hält. »Wir müssen normalerweise nicht einmal über das Atmen nachdenken, weil es so eine grundlegende Funktion ist, dass sie von der Gehirnrinde kontrolliert wird«, sagt Hui.

Schmerzen in den letzten Lebenstagen

Während Campbell die RDOS-Skala für Patienten, die nicht mehr kommunizieren konnte, entwickelte, erstellten andere Forscher ähnliche Skalen dafür, Schmerzen bei diesen Patienten zu messen. »Schmerzen entdeckt man ein bisschen leichter, weil man sie an der Mimik erkennt, es ist wie ein großes ›Autsch!‹ im Gesicht«, erklärt

Campbell. »Wenn wir sie natürlich sterben lassen, geht es ihnen aller Wahrscheinlichkeit nach in den letzten Stunden gut.«

Cicely Saunders hat beobachtet, dass gegen Ende des Lebens die Schmerzen fast immer verschwinden. Der tatsächliche Sterbeprozess »ist fast immer schmerzfrei und friedlich. Seelische und körperliche Schmerzen nehmen in den letzten Lebenstagen ab, und ganz gewiss auch in den letzten Lebensstunden.«[173]

Zahlreiche Studien belegen Saunders' Beobachtung, so auch eine Metastudie[174], die William Plonk und Robert Arnold 2005 zusammenstellten. Sie zitieren eine Studie, die herausfand, dass die Schmerzen etwa einen Monat vor dem Tod am intensivsten waren. Niemand weiß, warum die Schmerzen kurz vor dem Tod verschwinden. Vielleicht wegen der Ketose, eines Nebeneffekts, der entsteht, wenn der Körper alle Glukosevorräte aufgebraucht hat. Vielleicht liegt es an der Harnvergiftung oder dem Anstieg an Endorphinen – bisher konnten die Gründe nicht festgestellt werden.[175]

Zwar sterben die meisten Menschen friedlich, man sollte aber nicht vergessen, dass die letzten Tage furchtbar gewesen sein können, so jedenfalls eine Studie von 1990 aus Neuseeland.[176] Darin fanden die Forscher heraus, dass 36 Prozent der Patienten mindestens einige Schwierigkeiten in den letzten Lebenstagen gehabt hatten, darunter Schmerzen, Atemnot, Unruhe und Erregung, Inkontinenz oder Erbrechen und Übelkeit. In den letzten 48 Stunden waren 64 Prozent der Patienten ruhig, zum Todeszeitpunkt kletterte diese Zahl auf 91,5 Prozent. »Patienten sterben tatsächlich friedlich, aber ihre letzten Tage können für sie selber und für ihre Angehörige schwer sein«, warnen die Forscher.

Etliche der in den letzten Lebenstagen auftretenden Symptome werden vom Versagen vieler Organe verursacht. Dies führt zu einer metabolischen Störung. In den letzten Lebenstagen zerfallen ganze Systeme im Körper. »Bedenkt man, was Patienten in den letzten Lebenstagen oder -stunden widerfährt, ist das der Verlust der neurokognitiven Funktionen«, bestätigt Hui. Wenn das Gehirn nicht mehr funktioniert, funktioniert auch der Körper nicht mehr.

Wie der Körper zusammenbricht

Normalerweise stirbt nicht Organ nach Organ, sagt Hallenbeck. Stattdessen ist es ein sehr organischer, analoger Prozess: »Außer bei einem plötzlichen Tod fallen die ganzen wechselseitigen Kontrollen im Körper weg, und diese sind auch für Ärzte aus den Augen, aus dem Sinn.«

Wenn die Atmung normal funktioniert, stimuliert der Kohlendioxidgehalt im Blut eine automatische Anpassung. Steigt er, reagiert der Körper mit verstärkter Atmung. Sinkt er, verlangsamt sich die Atmung. Wenn aber das Gehirn zusammenbricht, kann es diese Kontrollfunktion nicht mehr ausüben. Und deshalb kommt es zu einer Überreaktion des Systems. Man atmet zu heftig, wenn der Kohlendioxidgehalt steigt, und man hört für einige Sekunden zu atmen auf, wenn er sinkt. Und genau das ist die Cheyne-Stokes-Atmung, erklärt Hallenbeck. Er gibt noch ein weiteres Beispiel: Wenn man gesund ist, pumpen die Kapillaren die exakt richtige Menge an Blut ins Gewebe. Die meisten denken darüber nicht einmal nach, dabei ist das ein ziemlich komplexer Vorgang. »Du willst etwas Blut durchlassen, aber nicht zu viel. Wenn es zu viel ist, sinkt der Blutdruck, wenn es zu wenig ist, stirbt das Gewebe ab.« Kurz vor dem Tod funktioniert dies nicht mehr. Ärzte stellen das an marmorierten Bereichen fest, die an Armen oder Beinen des Patienten erscheinen. Das ist anders als bei der Zyanose, der Blaufärbung der Haut aufgrund von Sauerstoffmangel. Die Marmorierung entsteht durch das Ungleichgewicht der Kapillarbewegungen, und bedeutet meistens, dass der Tod kurz bevorsteht.

Nahe dem Tod funktionieren alle automatischen Systeme nicht mehr. Und wenn das auch für jeden Patienten selbst eine einzigartige Erfahrung ist, haben doch viele die gleichen Symptome.

Den Kontakt zur Außenwelt verlieren

Einige wenige Menschen bleiben bis zum Zeitpunkt ihres Todes bei Bewusstsein. Das ist dann der Moment, in dem sie den Kontakt mit der restlichen Welt verlieren. »Ich weiß nicht, was passiert, ob da ein Schalter umgelegt wird. Wir verstehen es nicht – wie beginnen bei Menschen, die noch reden, diese letzten Tage?«, fragt Hui. Hallenbeck schreibt, dass Patienten ihre Sinne und Bedürfnisse in einer bestimmten Reihenfolge verlieren. »Erst verschwindet der Hunger, dann der Durst.«[177] Das ist natürlich anders als bei Patienten, die bewusst auf die Nahrungsaufnahme verzichten, um ihren Tod zu beschleunigen.

Gesunde Menschen machen sich oft Sorgen, dass sie oder geliebte Menschen Hunger und Durst leiden, wenn sie im Sterbeprozess nichts mehr zu sich nehmen. Nachweislich ist das aber nicht so. Hunger und Durst zu verlieren, ist ein natürlicher Teil des Sterbeprozesses, sagt Anne Rossignol. In einer Studie an Patienten mit Krebs im Endstadium wurde herausgefunden, dass die meisten, als sie nichts mehr aßen, keinen Hunger hatten, und bei den wenigen, die noch Hungergefühle spürten, verschwand das schnell.[178] Alles, was man normalerweise mit Dehydrierung verbindet – Kopfschmerzen, Durst, Übelkeit, Krämpfe – basiert auf den Erfahrungen gesunder Menschen, nicht auf denen Sterbender. Sterbende sind oft durstig und sagen, ihr Mund fühle sich trocken an.[179] Das gilt sowohl für dehydrierte Patienten wie für solche, die nicht dehydriert sind. Familienangehörige oder Pflegekräfte üben manchmal Druck aus, damit jemand isst, aber Rossignol versucht das zu unterbinden: »An diesem Punkt führt Nahrung dazu, dass Patienten sich aufgedunsen fühlen, und verursacht Durchfall oder Übelkeit, das Gleiche gilt für Flüssigkeiten, die Schwellungen und Kurzatmigkeit verursachen. Deswegen geben wir ihnen das nicht mehr«, sagt sie. Und künstliche intravenöse Ernährung hat sich als nicht hilfreich darin erwiesen, das Leben von Menschen zu verlängern oder ihr Leid zu verkürzen.

Wenn Sterbende aufhören zu essen, entwickeln sie manchmal Lust auf besondere Nahrungsmittel oder Getränke. »Wir hatten einen jungen Mann, der war verrückt nach einer Tasse Kaffee«, erzählt Rossignol. »Aber er konnte weder schlucken noch essen. Die Krankenschwester holte die dünnste Pipette, die sie finden konnte, und gab ihm ein paar Tropfen Kaffee auf die Zunge. Er sagte ›Ahh!‹, schloss die Augen und starb.«

Nach Hunger und Durst verschwindet als Nächstes die Sprache, dann das Sehvermögen. Auch wenn Patienten zu diesem Zeitpunkt noch bei Bewusstsein sind, verlieren sie den Kontakt zur Außenwelt. Nach einer Studie sinkt die Fähigkeit eines Patienten, sich an komplexen Gesprächen zu beteiligen, auf 15 Prozent in den letzten 24 Stunden vor dem Tod.[180] Die letzten Sinne, die verloren gehen, sind normalerweise das Gehör und der Tastsinn, sagt Hallenbeck. Und bestätigt damit etwas, was viele Hospizmitarbeiter erleben.

Wie können Forscher sicher sein, dass dies die letzten Sinne sind, die verschwinden? Der Neurologe James Bernat sagt, dass genau dieser Punkt klarmacht, wie wenig wir über den Sterbeprozess wissen. Normalerweise haben Patienten die Augen geschlossen, deswegen ist es sehr schwierig zu wissen, ob sie noch etwas sehen können oder nicht, aber ihre Ohren bleiben offen, deswegen ist nachvollziehbar, dass das Hören einer der letzten Sinne ist, den sie noch haben.

Es ist wichtig daran zu erinnern, dass es zwei Komponenten gibt, die bei unseren Sinnen involviert sind: Das eine ist das betreffende Sinnesorgan als solches, das zweite ist die Verarbeitung der sensorischen Eindrücke im Gehirn. Wenn die Augen normal funktionieren, werden Signale an den Hinterhauptlappen geschickt, wo das Gehirn diese Signale als das interpretiert, was man sieht. Genau das Gleiche gilt für die Ohren. Geräusche reisen durch das Innenohr und werden durch die Hirnnerven ans Gehirn geschickt, von dort weiter zum Schläfenlappen. Sinnesorgane sind gegenüber dem chemischen Zusammenbruch, der im Tod geschieht, widerstandsfähiger als die meisten Gehirnzellen. Vermutlich arbeiten Retina oder Cochlea noch lange, wenn die relevanten Teile des Gehirns Informationen schon nicht mehr verarbeiten können, weil die Gehirnzellen empfindlicher sind, vermutet Bernat.

Wie viele andere Ärzte und Pflegekräfte ist Bernat sehr erfahren im Umgang mit Sterbenden. Er sagt, er behandle sterbende Menschen, die bewusstlos scheinen, so, als wären sie bei Bewusstsein und hörten alles. »Wir sollten demütig sein und annehmen, dass sie uns hören und verstehen, besser, als viele Leute glauben«, sagt er. Manchmal wachen auch Menschen, die für lange Tage oder Wochen nicht bei Bewusstsein waren, kurz vor dem Tod noch einmal auf.

Letzte lichte Augenblicke

Dieser Zustand ist so verbreitet, dass er einen Namen hat – letzte lichte Augenblicke, »das sogenannte luzide Intervall im Sterbeprozess, wenn Menschen auf einmal sehr klar sprechen, als hätten sie auf magische Weise bestimmte Funktionen wiedererlangt, von denen ihre Angehörigen glaubten, sie wären längt verschwunden. Es ist erstaunlich, das zu beobachten«, sagt Bernat.

»Unglaublich«, meint Marian Grant. »Sie sind wach, sie sind präsent, sie haben manchmal sehr bedeutsame Gespräche mit den wichtigen Menschen in ihrem Leben, und am nächsten Tag sterben sie. Es ist wirklich geheimnisvoll.«

Bernat hat mit Patienten gearbeitet, die mehrere Hirnblutungen erlitten hatten oder deren Symptome so schwer waren, dass Familienangehörige entschieden, die Behandlungen nicht weiterzuführen. Normalerweise bekommen diese Patienten dann keine Flüssigkeit mehr und fallen in ein tiefes Koma. Ein oder zwei Tage später öffnen einige von ihnen plötzlich die Augen. Bernat vermutet, dass die Dehydrierung die Schwellung des Gehirns reduziert, im Gegenzug dazu verringert sich der Druck auf das Gehirn, der in erster Linie für das Koma verantwortlich ist.

Grant weiß, dass diese lichten Augenblicke nicht bedeuten, dass es einem Sterbenden besser geht. »Normalerweise bedeutet es, dass eine große Veränderung bevorsteht. Wenn es passiert, sage ich den Familien: Bitte genießt jede Minute davon, denn das wird nicht andauern, es ist der Anfang vom Ende.« Manchmal dauert dieser Zustand ein paar Minuten, manchmal eine Stunde. Lichte Augenblicke sind flüchtige Erscheinungen. Und niemand weiß, was jemand durchmacht, dessen Gehirn sich abschaltet. Es gibt aber Hinweise: die Erzählungen von Menschen, die Nahtoderfahrungen hatten.

Nahtoderfahrungen

In den Geschichten über Nahtoderfahrungen gibt es wiederkehrende Elemente: ein Gefühl, außerhalb des eigenen Körpers zu sein, eine Reise durch einen dunklen Tunnel, ein helles Licht, ein Gefühl extremer Klarheit, das die Erfahrung realer macht als das wirkliche Leben. Kevin Nelson, der sich mit Nahtoderfahrungen befasst, sagt, sie seien kein Hinweis auf ein Leben nach dem Tod. Ähnliche Erfahrungen würden auch von Menschen beschrieben, die keineswegs an der Todesschwelle stünden: Piloten in Zentrifugen haben oft außerkörperliche Erfahrung, ebenso Menschen, die in Ohnmacht fallen.

Dennoch gibt es einige bedeutsame Einsichten, glaubt Nelson: »Ich bin davon überzeugt, den besten Eindruck, den wir vom sterbenden Gehirn bekommen können, ist der von Menschen, die nicht sterben, aber kurz davor sind.« Über viele Nahtoderfahrungen wird von Menschen berichtet, die einen Herzstillstand erlebt haben. Sie sind nicht wirklich gestorben, sind dem Tod aber näher gekommen als jeder Lebende und in der Lage, darüber zu reden. Und es gibt Hinweise, dass ein beträchtlicher Teil Sterbender ähnliche Phänomene erfahren wird.

Man sollte nicht vergessen, dass Nahtodphänomene ein reichhaltiges Bündel von Erfahrungen sind, und dass es dafür verschiedene Gründe gibt, sagt Nelson. »Viele Menschen suchen nach der einen Erklärung. Tatsächlich sind es viele Dinge, die passieren.« David Hovda erklärt zum Beispiel, dass ein Effekt des sich verschlechternden Gehirnzustands sein kann, dass man helles Licht sieht, ein Phänomen, über das in vielen Nahtoderfahrungen berichtet wird. Diese Erfahrung ist mit der Art und Weise verbunden, wie ein gesundes Gehirn arbeitet: Die meiste geistige Aktivität wird durch Sperrungen erledigt, nicht durch Erregungen, erklärt Hovda. Das bedeutet, das Gehirn verbringt große Teile seiner Energie und Zeit damit, Bedürfnisse und Reaktionen zu kontrollieren, die es für unangebracht hält.

Bricht das Gehirn zusammen, kann es diesen Job des Filterns nicht länger ausführen. Wenn das Gehirn sich verändert und zu sterben beginnt, werden andere Teile in Erregung versetzt, und einer dieser Teile ist das visuelle System. Aus diesem Grund beginnen Menschen, helles Licht zu sehen, erklärt Hovda. »Denn so reagiert das visuelle System, egal was den Reiz auslöst. Wenn ich meinen Finger in dein Auge stecke, wird es für dich nicht sehr angenehm sein, aber was du sehen wirst, ist Licht, weil die Fasern der Retina auf Licht reagieren. Wenn sie aktiviert werden, sagen sie dem Gehirn: Da draußen ist Licht, auch wenn es nur mein Finger ist, der auf dein Auge drückt«, erklärt Hovda.

Jüngere Forschungen weisen darauf hin, dass das Gefühl, etwas sei realer als das wirkliche Leben, von dem manche Menschen berichten, damit übereinstimmt, wie das Gehirn auf das Sterben reagiert. Jimo Borjigin sagt, sie habe sich nie sonderlich für die Erforschung des Todes interessiert, bis sie etwas sehr Seltsames in den Gehirnen von Tieren in einem anderen Experiment festgestellt habe: Kurz bevor die Tiere starben, wurden im Gehirn Neurochemikalien freigesetzt. Wissenschaftler wussten bereits, dass die Neuronen auch nach dem Tod weiter feuern, aber hierbei handelt es sich um etwas anderes. Die Neuronen sondern neue Chemikalien ab, und das in großen Mengen. Borjigin vertiefte sich in die Literatur über Nahtoderfahrungen: »Ich stellte fest, dass viele Überlebende eines Herzstillstandes beschreiben, dass sie eine solche Erfahrung gemacht hatten. Sie sahen Licht und beschrieben diese Wahrnehmung als ›realer als die Wirklichkeit‹.« Ihr wurde klar, dass die plötzliche Freisetzung der Neurochemikalien erklären könnte, wie es zu diesem Gefühl, etwas sei »realer als die Wirklichkeit«, kommt.

Borjigin und ihr Forschungsteam führten ein Experiment durch: Sie betäubten acht Ratten und hielten ihre Herzen an. »Auf einmal synchronisierten sich die unterschiedlichen Regionen des Gehirns, sie feuerten synchron.« Nach weiteren Untersuchungen maßen die Forscher die Frequenz der Gamma-Wellen, und stellten fest, dass diese 25 Hz betrug. »Und das ist wirklich viel«, erklärt sie. »Das Gehirn war also extrem wach, sehr wach aufgrund des fehlenden Sauerstoffs.« Die Gehirne der Ratten zeigten sowohl höhere Energie in den Frequenzen als auch Stimmigkeit. Die elektrische Aktivität verschiedener Gehirnteile arbeitete zusammen.

»Wenn man sich auf etwas konzentriert, wenn man versucht, sich an ein Wort oder ein Gesicht zu erinnern, wenn man hoch anspruchsvollen geistigen Tätigkeiten nachgeht, dann steigen diese Parameter an, sagt Borjigin. »Bei wachen Menschen ist das bekannt, wenn man das menschliche Bewusstsein studiert. Wir dachten also, wenn man wach oder erregt ist, müssten im Gehirn auch im Sterben ähnliche Parameter ansteigen. Und genau das war der Fall.«

Und die Ergebnisse passen zu Nahtoderzählungen. »Wenn ich neurologische Absonderungen habe, die plötzlich 10- oder 20-mal höher sind als während eines normalen Tages, wenn ich wach bin, dann könnte ich denken, das ist realer als die Wirklichkeit.«

Aber Nahtod-Erfahrungen sind individuell. »Man kann nicht die Erfahrung eines Menschen wiederholen, sogar wenn man durch dieselbe Sterbeerfahrung hindurchgeht.«

Die letzten Minuten

Hallenbeck fragt manchmal seine Patienten, ob sie wissen möchten, was sie vermutlich erleben werden, wenn sie sterben. Die meisten wollen das, sagt er, auch wenn sie oft nervös sind, was er ihnen wohl sagen wird. Er sagt ihnen: »Normalerweise wird man müde, schwach und sehr schläfrig. Das ist ein bisschen so, als würde man sich schlafen legen, soweit ich das einschätzen kann.« Einschlafen ist für verschiedene Menschen sehr unterschiedlich – manche haben Schlafprobleme, manche schlafen sofort ein, und Hallenbeck geht davon aus, dass es sich beim Sterben ähnlich verhält. Aber die Erfahrung scheint nicht schrecklich zu sein.

»In den letzten Stunden von Patienten, wenn sie nichts mehr essen und trinken, wenn sie ihr visuelles Vermögen verloren haben, schließen die meisten die Augen und scheinen zu schlafen. Ab diesem Punkt ist Sterben sehr geheimnisvoll, und wir können nur vermuten, was tatsächlich passiert. Mein Eindruck ist, das ist kein Koma, kein Zustand von Bewusstlosigkeit, wie viele Familien oder Ärzte denken, sondern eher eine Art Traumzustand.«

»Ich habe Sterben oft mit schwarzen Löchern verglichen: Wir können den Effekt der schwarzen Löcher sehen, aber es ist extrem schwierig, wenn nicht sogar unmöglich, hineinzuschauen«, schrieb mir Hallenbeck. Forscher und Ärzte können die Symptome Sterbender und ihr Verhalten untersuchen und Vermutungen darüber anstellen, was sie fühlen. Aber je näher jemand dem Tode kommt, desto schwieriger ist zu wissen, was sie wirklich erleben. Campbell drückt es so aus: »Es ist wie ein großes dunkles Loch von ›Wir haben keine Ahnung, was gerade passiert‹.«

Ein schwarzes Loch. Eine Blackbox. Dunkelheit.

Was die letzte physische Erfahrung des Sterbens ist, die letzten Tage oder Momente, werden wir vielleicht nie wirklich verstehen. Der genaue Augenblick, in dem wir diesen Traumzustand betreten, oder wenn wir zu sterben beginnen, ist schwer festzumachen. Hallenbeck sagt: »Es ist wie ein Sturm, der über dem Meer aufzieht. Die Wellen bauen sich auf, aber man kann nie sagen, wann genau es losgeht. Keine Ahnung. Ist es nur ein Kräuseln? Höhere Wellen? Mehr als zwei Meter? Die Wellen werden größer und größer, und schließlich tragen sie jemanden hinaus ins offene Meer.«

Langsames Ausklingen

Ich erinnere mich nicht mehr an den genauen Wortlaut, den die Hospizschwester Pat Amthor verwendete, als sie meiner Mutter und mir sagte, was beim Sterben passieren werde. Deswegen fragte ich Pat. Und Michelle Appenzeller. Und Marian Grant. Und Anne Rossignol. Und auch Deb Callahan: »Was sagt ihr sterbenden Patienten, besonders denen mit Brustkrebs im Endstadium, die wissen wollen, was in diesen letzten Tagen passiert?«

Das folgende ist eine Zusammenfassung dessen, was sie mir geantwortet haben:

Jeder Tod ist anders. Ich vergleiche das mit Geburtsgeschichten, die Frauen gerne erzählen. Mit dem Tod ist es ähnlich: Bei jedem ist es anders. Es gibt kein Drehbuch. Und ein Leitfaden ist eben genau das: nicht mehr als ein Leit-Faden.

Wenn dein Körper zusammenzubrechen beginnt, funktionieren deine Organe nicht mehr: Die Lunge hört auf zu arbeiten, das Herz schlägt nicht mehr so gut, die Nieren transportieren die Giftstoffe nicht mehr ab. Und dieses Nachlassen hat Auswirkungen auf das gesamte System. Wenn deine Nieren nicht mehr funktionieren, sammeln sich Gifte an und beeinträchtigen dein Gehirn. Wenn dein Herz nicht kräftig schlägt, bekommt das Gehirn nicht genügend Sauerstoff. Wenn dein Gehirn nicht genügend funktioniert, kann es dem restlichen Körper nicht mehr sagen, was er tun soll. Ärzte und Krankenschwestern beobachten, ob deine Füße marmoriert sind, was ein Zeichen dafür ist, dass der Blutkreislauf nicht mehr gut funktioniert. Deine Hände sind nicht mehr rosig, sie wirken grau, du siehst fahl aus.

Du wirst den Appetit verlieren, Essen und Trinken aufgeben. Das ist ein natürlicher Teil des Sterbens. Dann sind es nur noch wenige Tage. Jeder Körper braucht Flüssigkeit, ohne sie beginnen die Nieren zu versagen, jeder Körper weiß, wie er stirbt. Wir ermutigen Familien, weil Menschen aus Liebe gerne Nahrungsmittel verabreichen, Patienten damit nicht unter Druck zu setzen. Irgendwann verursacht Nahrung nur noch, dass man sich aufgedunsen fühlt und unter Durchfall und Erbrechen leidet. Bei Flüssigkeiten ist es genauso, sie lassen dich aufschwemmen und verursachen Kurzatmigkeit. Lass es einfach geschehen, und lass uns die Symptome behandeln.

Das ist ein normaler und natürlicher Prozess, aber er ist nicht immer angenehm. Wenn ich für jemanden sorge, versichere ich ihm, dass ich in der Lage bin, mich um alle Symptome zu kümmern. Wir können diese Symptome vorhersehen. Das ist unser Job. Genau deswegen gibt es Hospize, damit wir in der Lage sind, etwas vorherzusehen oder zu verhindern oder zu minimieren, nämlich das Leiden. Manchmal wirst du starke Schmerzen haben, was ein Anzeichen der sich ausbreitenden Krankheit ist. Du kannst auch andere Symptome haben, Schwierigkeiten zu atmen zum Beispiel. Vielleicht fühlt es sich an, als bekämest du nicht genügend Luft. Das ist Dyspnoe, ein sehr unangenehmes Gefühl, aber auch das kann behandelt werden.

Wenn du eine Herzkrankheit hast, hast du vielleicht Probleme mit dem Schlucken, weil dein Herz nicht mehr genügend pumpen kann. Du kannst keine Diuretika mehr nehmen, um zu entwässern. Deswegen schwillst du an, dann füllt sich die Lunge mit Wasser, weil diese Sekrete nicht mehr abgebaut werden können. Zu diesem Zeitpunkt geben wir dir Medikamente zum Austrocknen. Und dann gibt es diese Sache, wenn die Kehle sich so stark entspannt, dass gurgelnden Geräusche entstehen. Für dich ist das nicht allzu schlimm. Aber die Leute, die es merken, empfinden es als sehr beängstigend.

Wenn deine Organe nach und nach ihre Arbeit aufgeben, wirst du vermutlich das Bewusstsein verlieren. Das ist ein normaler Prozess. Du könntest eine letzte Erregung verspüren; vielleicht willst du aus dem Bett aufstehen, je nachdem wie alt du bist, herumgehen; du kannst es dir einfach nicht bequem machen. Es ist so, als wärest du außerhalb deiner eigenen Haut. Wir können dir Medikamente geben, die dir helfen, dich zu entspannen. Das kann es dir bei diesem Prozess leichter machen, denn er ist normal und natürlich. Das gehört einfach dazu.

In den letzten Stunden scheint der Schmerz zu verschwinden, und die meisten Menschen erleben diese Stunden als friedlich.

Jeder Körper weiß, wie er stirbt.

Pat Amthor. Michelle Appenzeller. Anne Rossignol. Deb Callahan. Marian Grant

Danksagung

Einige Menschen, die mit Sterbenden arbeiten, haben mir gesagt, sie fürchteten den Tod nicht mehr. Ich weiß nicht, ob das auch auf mich zutrifft. Aber ich weiß, das sind Profis, denen ich im Sterben vertrauen würde. Eine Gruppe außergewöhnlich fürsorglicher Menschen.

In jeder Phase dieses Projekts gab es Menschen, die mir vertrauten und mich unterstützten.

Ich danke Pat Amthor, Krankenschwester im Hospiz von Durango, für ihre Offenheit über den Sterbeprozess bei meiner Mutter vor vielen Jahren. Danke an David Hui, einen der Ersten, den ich für dieses Buch interviewt habe und der sehr geduldig war. Danke an Margaret Campbell, die mich in meinen Forschungen sehr ermutigte. Virginia Lee, Célie Gélinas, David Hovda und Nessa Coyle – wunderbare Lehrer, deren Fürsorge und Nachdenklichkeit mich inspiriert haben.

Mein Dank geht an Paul Bisceglio von Atlantic.com, der die Wichtigkeit des Themas früh erkannte und der dieses Buch wunderbar lektoriert hat. An meine Agentin Jane Dystel und ihre Mitarbeiterin Miriam Goderich, ohne die dieses Buch vielleicht nie das Licht der Welt erblickt hätte. Danke für das kluge Redigieren durch Denise Silvestro im Kensington Verlag.
Ich danke Faron Scott, bei dem ich lernte, wie man ein Buch schreibt und veröffentlicht. Ich werde dir immer für deine Freundschaft dankbar sein.

Danke an Mac Johnson für seine Großzügigkeit, mit mir zu sprechen, als seine Frau im Sterben lag.

Danke an Joan Teno und Joanne Lynn, die systemische Trends untersuchen und so nicht nur einzelnen, sondern Tausenden von Menschen helfen.

Mein Dank gebührt James Hallenbeck und Lonny Shavelson, die beträchtliche Zeit für mich aufbrachten und mir ihre Arbeit erklärten.

Danke an Scott Podolsky und David S. Jones für ihren intellektuellen Enthusiasmus.

Ich danke Garry Rodin, Harvey Chochinov und James Bernat für die Zeit, die sie sich nahmen, um mir ihre Studien zu erklären. Dank an Kevin Nelson, der an einem arbeitsreichen Tag eine Sitzung früher verließ, um geduldig meine Fragen zu beantworten.

Danke an Ira Byock, der selbst so wunderbare Bücher über das Sterben geschrieben hat und mir so großzügig seine Zeit und Expertise schenkte.

Ebenso danke ich Peter Rogatz, Laurie Leonhard, Fred Schwartz, Judith Schwarz, Sue Dessayer Porter, Terry Law und Barbara Sarah, die so viel für Sterbende tun.

Danke an Emery Brown, Jeremy Brown, Marian Grant und Mick Martin.

Ich danke dem Mercy-Hospiz und seinen wundervollen Mitarbeitern, die Patienten und mir gegenüber so liebevoll waren. Sie hießen mich bei ihren Treffen willkommen, viele nahmen sich Zeit für Interviews, so etwa Michelle Appenzeller, Crystal Harris, Sean Kelly, Anne Rossignol und Deb Callahan. Andere Mitarbeiter unterstützten mich durch ihre guten Ratschläge, etwa Erica Kely, Miko Ketchin, Sherri Guyette, Sherrie Cayton.

Besonders danke ich den Hospizpatienten, die mich so oft durch ihr Beispiel etwas lehrten: manche durch ihre Offenheit, wie sehr das Sterben sie quäle, andere durch die menschliche Größe, die sie im Angesicht dieser Herausforderung gewannen, manche in ihrer ruhigen Art, mit der sie ihr Leid ertrugen und doch Freude und Frieden ausstrahlten.

Als ich das Buch beendete, schloss das Zen-Hospiz in San Francisco seine Tore, womit eine Ära liebevollen Umsorgens Sterbender endete. Ich bin dankbar, dass ich dieses Hospiz und seine Arbeit noch kennenlernen durfte. Danke an Roy Remer, den früheren Koordinator der ehrenamtlichen Mitarbeiter, der mich nicht abwies, als ich ihn anrief und darum bat, bei ihm ausgebildet zu werden. Danke an Mary Ellen Kirkpatrick, Leiterin des Gästehauses, deren buddhistische Übungen dazu beitrugen, eine ruhige und ordentliche Küche zu haben, und die mich bei sich wohnen ließ. Danke an die vielen Ehrenamtlichen und Mitarbeiter, die mich so willkommen geheißen haben. Danke an das San Francisco Zen Zentrum, das ein heimeliger und friedlicher Ort war, an dem ich viel Zeit verbrachte.

Ich danke dem verstorbenen Frank Lederle, der mir eine Kopie eines Essays schickte, den er über sein eigenes Erleben einer tödlichen Krankheit geschrieben hatte. Ich danke den vielen, vielen Patienten, die – ohne es zu wissen – mir so viel beibrachten.

Dank an Caroline Arlen, deren erstes kritisches Lesen des Konzepts und der ersten Kapitel so hilfreich waren. Ich danke Chris Goold, der mir zuhörte und mich immer ermutigte. Sydney und Mitch Dion, die erste Versionen zu hören bekamen, die ich ihnen draußen unter dem Sternenhimmel vorlas, und mir mit Ideen und liebevoller Kritik halfen. June Tanner, die ich als Hospizpatientin kennenlernte und die eine liebe Freundin wurde.

Mein Dank geht an alle Dear-Familienmitglieder – Walt, Elizabeth, Bryan, Jacquelyn, Tristan und Kalen –, die mich so unterstützt und ermutigt haben, egal wie verrückt mein Vorhaben ihnen manchmal vorgekommen sein muss.

Und ich wünsche allen Autoren, dass sie einen Meister wie Tom Bartels haben können, meinen ersten und gründlichsten Leser.

Service

Im Buch erwähnte Autoren

Um nicht bei jeder Namensnennung wiederholen zu müssen, was die jeweiligen Autoren bzw. Experten tun, hier eine alphabetische Auflistung.

Appenzeller, Michelle: Klinische Direktorin des Mercy-Hospizes in Durango

Bernat, James L.: Neurologe an der Geisel School of Medicine in Dartmouth und führender Spezialist für Hirntod

Blinderman, Craig/**Cherny**, Nathan: israelische Ärzte, die eine Studie an Patienten mit Krebs im Endstadium machten

Borjigin, Jimo: Aus der Mongolei stammende Neurologin der University of Michigan

Breitbart, William: Psychologe, Koryphäe auf dem Gebiet der Psychosomatik und Palliativpflege

Brown, Emery: Neurologe, Professor für Anästhesie an der Harvard Medical School

Brown, Jeremy: Direktor des National Institute of Health' emergency care office

Byock, Ira: Arzt, der viel über das Sterben publiziert hat

Callahan, Deb: Hospizpflegekraft, die zuvor auf Frühchenstationen arbeitete

Campbell, Margaret: Professorin für Pflege, Wayne State University

Cassell, Eric: emeritierter Professor des Cornell University Medical College, Autor eines Klassikers über Schmerzen

Chochinov, Harvey: kanadischer Psychiater, spezialisiert auf Palliativpflege. Entwickelte die Methode der Würdetherapie

Coyle, Nessa: Pionierin der Palliativpflege

Erikson, Erik: deutsch-amerikanischer Psychoanalytiker. Entwickelte das Stufenmodell der psychosozialen Entwicklung

Gawande, Atul: Chirurg am Brigham and Women's Hospital in Boston, Professor an der Harvard University. Autor vieler Bestseller über Medizin im Praxisalltag

Gélinas, Céline: Professorin an der McGill University School of Nursing

Glaser, Barney/**Strauss**, Anselm: Soziologen

Grant, Marian: Hospiz- und Palliativärztin, Beraterin der »Coalition to transform Advanced Care«

Halifax, Joan: buddhistische Äbtissin, bietet jährlich ein Seminar über »Leben mit dem Tod« an

Hallenbeck, James: Palliativ-Pionier. Professor emeritus am Palo Alto Veterans Affairs Health Care System. Arzt in einem Hospiz

Hovda, David: Leiter des UCLA Brain Injury Reseach Center

Hui, David: Onkologe und Palliativspezialist, beschäftigt sich mit den Anzeichen für den herannahenden Tod

Johnson, Mac: Internist am Durango Hospital, Colorado

Jones, David: Professor für Medizinkultur an der Harvard University

Kerr, Christopher: Medizinischer Leiter des Hospizes in Buffalo, Colorado, erforscht die Träume Sterbender

Kübler-Ross, Elisabeth: schweizerisch-amerikanische Psychiaterin und Sterbeforscherin. Hospizbewegung, Sterbebegleitung und Selbsthilfegruppen für Trauernde gehen wesentlich auf ihre Initiative zurück

Kushner, Harold: In den USA sehr bekannter Rabbiner. Er gehört zum progressiven Kreis des konservativen Judentums und hat viele erfolgreiche Bücher verfasst.

Lee, Virginia: Forscherin, Krankenschwester, die vor allem mit Krebspatienten arbeitet

Law, Terry: medizinische Beraterin für End of Life Choices, Washington

Lynn, Joanne: Ärztin, Expertin auf dem Gebiet der Pflegeversicherungspolicen

Mount, Balfour: kanadischer Hospizpionier. Er ist Professor emeritus für Palliativpflege an der McGill University und gründete das Montreal's Royal Victoria Hospital, die erste Palliativstation in Montreal

Nelson, Kevin: Neurologe, erforscht Nahtoderfahrungen

Nuland, Sherwin: Professor für Medizingeschichte an der Yale University, Autor diverser Sachbücher

Pattison, E. Mansell: Psychiater, der früh über die Emotionen und Reaktionen Sterbender geschrieben hat

Pollock, Kristian: britischer Forscher an der University of Nottingham

Prigerson, Holly: Direktorin des Center for Research on End of Life Care an der Cornell University

Rodin, Gary: Palliativexperte, Internist und Psychologe

Rogatz, Peter: ehemaliger Leiter des Long Island Jewish Medical Center. Mitbegründer von End of Life Choices, New York

Rossignol, Anne: Palliativärztin am Mercy Regional Medical Center in Durango

Sacks, Oliver: britischer Neurologe und Schriftsteller, der komplexe Krankheitsbilder anekdotisch-erzählend sehr verständlich beschreibt

Saunders, Cicely: britische Hospizpionierin

Schnakers, Caroline: Neurologin an der UCLA, spezialisiert auf die Arbeit mit Patienten im minimal responsiven Zustand oder im minimalen Bewusstseinszustand

Schwartz, Fred: Medizinischer Leiter des New-York-Hospizes und Mitglied des Vorstandes von End of Life Choices, New York

Schwarz, Judith: Direktorin von End of Life Choices, New York

Solano, Joao: Psychiater und Forscher

Steinhauser, Karen E.: Professorin für Medicine und Health Science, Durham University. Ihr besonderes Interesse gilt der Pflege am Lebensende

Srivastava, Rajana: australische Onkologin

Tang, Siew Tzuh: Forscher, führte eine Untersuchung darüber durch, wo Krebspatienten mit tödlicher Diagnose sterben wollen

Tedeschi, Richard/**Calhoun**, Laurence: Psychologen. Beide erforschen die positiven Folgen von Traumata. Beide lehren an der UNC (University of North Carolina) in Charlotte

Teno, Joan: Professorin an der Washington University, spezialisiert auf das Thema Pflege am Lebensende

Weisman, Avery/**Worden**, H. William: Harvard-Forscher, machten eine Studie über frisch diagnostizierte Krebspatienten

Wrubel, Judith: Forscherin an University of California, San Francisco, Autorin diverser Bücher über Pflege

Literaturverzeichnis

Sachbücher

Albom, Mitch: Dienstags bei Morrie. Die Lehre eines Lebens. Goldmann, München 2017.

Ariès, Philippe: Geschichte des Todes. Dtv, München 2005.

Borasio, Gian D.: Über das Sterben. Was wir wissen, was wir tun können, wie wir uns darauf einstellen. Dtv, München, 2013.

Bucay, Jorge: Das Buch der Trauer. Wege aus Schmerz und Verlust. S. Fischer, Frankfurt, 2015.

Byock, Ira: Sterben. Wachsen im Umgang mit dem Tod. Droemer, München, 1997.

Byock, Ira: The four things that matter most: A book about living. Atria Books, New York, 1989.

Byock, Ira: Personal growth and human development in life-threatening conditions: Therapeutic insights and strategies derived from positive experiences of individuals and families. In: H. Chochinov & W. Breitbart (Hrsg.): Handbook of Psychiatry in Palliative Medicine. Oxford University Press, Oxford 2008.

Calhoun, Lawrence, & Richard Tedeschi: Posttraumatic growth in clinical practice. Routledge, New York, 2013.

Cassell, Eric: The nature of suffering and the goals of medicine. Oxford University Press, New York, 2004.

Clark, David, Cicely Saunders: Founder of the Hospice Movement, Selected Letters 1959–1999. Oxford University Press, New York, 2002.

Clark, David, Cicely Saunders: Selected writings 1958–2004. Oxford University Press, New York, 2006.

Erikson, Erik: Kindheit und Gesellschaft. Klett Cotta, Stuttgart, 2005.

Fischer, Michael: Ein Sarg nur und ein Leichenkleid. Sterben und Tod im 19. Jahrhundert. Schöningh, Paderborn, 2004.

Glaser, Barney, Anselm Strauss: Time for dying. Taylor & Francis Inc., London, 2007.

Hallenbeck, J.: Palliative Care Perspectives. Oxford University Press, New York, 2003.

Kübler-Ross, Elisabeth: In Liebe leben. Wenn die Seele den Körper verlässt. Silberschnur, Güllesheim, 2018.

Kübler-Ross, Elisabeth: Interviews mit Sterbenden, Herder, Freiburg, 2014.

Kübler-Ross, Verstehen, was Sterbende sagen wollen. Knaur, München, 2008.

Kübler-Ross, Elisabeth: Über den Tod und das Leben danach. Silberschnur, Güllesheim, 2012.

Kushner, Harold S.: Wenn guten Menschen Böses widerfährt. Gütersloher Verlagshaus, Gütersloh, 2014.

Mehne, Sabine: Licht ohne Schatten. Leben mit einer Nahtoderfahrung. Patmos, Stuttgart, 2013.

Nicolay, Joachim: Ein Gehen ins Licht. Nahtoderfahrungen. Butzon & Bercker, Kevelaer, 2017.

Nuland, Sherwin B.: Wie wir sterben. Ein Ende in Würde. Kindler, München, 1994.

Ostaseski, Frank: Die fünf Einladungen. Was wir vom Tod lernen können, um erfüllt zu leben. Knaur MensSana, München 2017.

Owen, Adrian: Zwischenwelten. Ein Neurowissenschaftler erforscht die Grauzone zwischen Leben und Tod. Droemer, München, 2017.

Pattison, E. Mansell: The experience of dying. Prentice Hall, New York, 1977.

Paul, Chris: Ich lebe mit meiner Trauer. Gütersloher Verlagshaus, Gütersloh, 2017.

Rinpoche, Sogyal: Das tibetische Buch vom Leben und Sterben. Ein Schlüssel zum tieferen Verständnis von Leben und Tod. Knaur, München, 2010.

Terhorst, Eva: Alleine weiterleben. Wenn der Partner stirbt – den heilsamen Weg der Trauer finden. Herder, Freiburg, 2018.

Weisman, Avery D.: On dying and denying. Human Science Press, New York, 1977.

Romane

Barnes, Julian: Nichts, was man fürchten müßte. Kiepenheuer & Witsch, Köln, 2011.

Black, Sue: Alles, was bleibt. Mein Leben mit dem Tod. Dumont, Köln, 2018.

Buchwinkel, Anna: Nach dem Tod gleich links. Piper, München, 2019.

Didion, Joan: Das Jahr des magischen Denkens. List, München, 2007.

Doyle, Roddy: Mary, Tansey und die Reise in die Nacht. cbj, München, 2012.

Düffel, John von & Petra Anwar: Was am Ende wichtig ist. Geschichten vom Sterben. Piper, München, 2014.

Enquist, Anna: Die Betäubung. Luchterhand, München, 2012.

Erpenbeck, Jenny: Aller Tage Abend. Penguin, München, 2017.

Fischer, Marc: Fragen, die wir unseren Eltern stellen sollten (solange sie noch da sind). Eichborn, Frankfurt, 2010.

Gaarder, Jostein: Genau richtig. Die kurze Geschichte einer langen Nacht. Hanser, München, 2019.

George, Nina: Das Lavendelzimmer. Knaur, München, 2014.

Gold, Robin: Die Liste der vergessenen Wünsche. Blanvalet, München, 2015.

Green, John: Das Schicksal ist ein mieser Verräter. dtv, München, 2014.

Grossman, David: Aus der Zeit fallen. Hanser, München, 2012.

Hacker, Katharina: Skip. S. Fischer, Frankfurt, 2015.

Hertzog, Tabea: Wenn man den Himmel umdreht, ist er ein Meer. Berlin Verlag, Berlin, 2019.

Kerangal, Maylies de: Die Lebenden reparieren. Suhrkamp, Berlin, 2015.

Knausgård, Karl Ove: Sterben. btb, München, 2013.

Leky, Mariana: Was man von hier aus sehen kann. Dumont, Köln, 2019.

Lembcke, Marjaleena: Wir bleiben nicht lange. Nagel & Kimche, Zürich, 2016.

Magnusson, Margareta: Frau Magnussons Kunst, die letzten Dinge des Lebens zu ordnen. S. Fischer, Frankfurt, 2018.

Mann, Thomas: Der Zauberberg. S. Fischer, Frankfurt, 2010.

Milner, Donna: Der Tag, an dem Marilyn starb. Piper, München, 2010.

Ng, Celeste: Was ich euch nicht erzählte. dtv, München, 2017.

Oates, Joyce Carol: Meine Zeit mit der Trauer. S. Fischer, Frankfurt, 2011.

Palmen, Connie: Logbuch eines unbarmherzigen Jahres. Diogenes, Zürich, 2013.

Petterson, Per: Ich verfluche den Fluss der Zeit. Hanser, München, 2009.

Picoult, Jodi: Beim Leben meiner Schwester. Piper, München, 2006.

Plath, Sylvia: Die Glasglocke. Suhrkamp, Frankfurt, 2005.

Pousset, Sina: Schwimmen. Ullstein, Berlin, 2017.

Preusker, Susanne: Ich schreib dir einfach weiter. SMS eines Abschieds. Patmos, Stuttgart, 2017.

Quadflieg, Roswitha: Neun Monate. Über das Sterben meiner Mutter. Aufbau, Berlin, 2014.

Schwietzer, Theresa: Ein Blick auf die andere Seite. Edition Büchergilde, Frankfurt, 2017.

Seethaler, Robert: Das Feld. Hanser, Berlin, 2018.

Treichel, Hans-Ulrich: Tagesanbruch. Suhrkamp, Berlin, 2016.

Tyler, Ann: Abschied für Anfänger. Kein und Aber, Zürich, 2012.

Uhlmann, Thees: Sophia, der Tod und ich. Kiepenheuer & Witsch, Köln, 2017.

Waal, Kit de: Die Zeit und was sie heilt. Rowohlt, Hamburg, 2019.

Wijkmark, Carl-Henning: Nahende Nacht. Matthes & Seitz, Berlin, 2009.

Young, William Paul: Die Hütte. Ein Wochenende mit Gott. Ullstein, Berlin, 2011.

Zusak, Markus: Die Bücherdiebin, cbj, München, 2008.

Fachzeitschriften und Weblinks

Alici, Y., & Breitbart, W.: Delirium in palliative care. *Primary Psychiatry*, 16.

Aragon, K., Covinsky, K., Miao, Y. u. a.: Use of the Medicare posthospitalization skilled nursing benefit in the last 6 months of life. *Archives of Internal Medicine*, 172 (20).

Barskova, T., & Oesterreich, R.: Post-traumatic growth in people living with a serious medical condition and its relations to physical and mental health: A systematic review. Disability and Rehabilitation, 31.

Baxter, A.: What hospice care looks like in America. Home Health Care News, *homehealthcarenews.com*

Bekelman, J., Halpern, S.D., Blankart, u. a.: Comparison of site of death, health care utilization, and hospital expenditures for patients dying with cancer in 7 developed countries. *Journal of the American Medical Association*, 315.

Blinderman, C. D., & Cherny, N. I.: Existential issues do not necessarily result in existential suffering: Lessons from cancer patients in Israel. *Palliative Medicine*, 19.

Boly, M., Faymonville, M.E., Schnakers, C. u. a.: Perception of pain in the minimally conscious state with PET activation. An observational study. *The Lancet Neurology* (11).

Breitbart, W., Gibson, C., & Tremblay, A.: The delirium experience: Delirium recall and delirium-related distress in hospitalized patients with cancer, their spouses/caregivers, and their nurses. *Psychosomatics* 43 (3).

Byock, Ira: Patient refusal of nutrition and hydration: Walking the ever-finer line. *American Journal of Hospice & Palliative Care.*

Byock, Ira: The nature of suffering and the nature of opportunity at the end of life. *Clinics in Geriatric Medicine*, 12.

Calhoun, L.G., & Tedeschi, R.G.: The foundations of posttraumatic growth: *New considerations. Psychological Inquiry*, 15(1).

Campbell, M.L., & Yarandi, H.N.: Death rattle is not associated with patient respiratory distress: Is pharmacologic treatment indicated? *Journal of Palliative Medicine*, 16 (10).

Cassell, Eric J.: The nature of suffering and the goals of medicine. *The New England Journal of Medicine*, 306 (11).

Centers for Disease Control and Prevention. National Center for Health Statistics. Underlying cause of death 1999–2016 on CDC WONDER Online Database, released December 2017.

Christakis, N.A., & Lamont, E.B.: Extent and determinants of error in doctors' prognoses in terminally ill patients: A prospective cohort study. *The BMJ*, 320 (7233).

Clemons, M., Regnard, C., & Appleton, T.: Alertness, cognition and morphine in patients with advanced cancer. *Cancer Treatment Reviews*, 22.

Coleman, M.R., Rodd, J.M., Davis, M.H., u. a.: Do vegetative patients retain aspects of language comprehension? Evidence from fMRI. *Brain*, 130.

Coyle, N.: The existential slap–A crisis of disclosure. *International Journal of Palliative Nursing*, 10 (11).

Coyle, N.: In their own words: Seven advanced cancer patients describe their experience with pain and the use of opioid drugs. *Journal of pain and symptom management*, 27 (4).

Coyle, N.: The hard work of living in the face of death. *Journal of Pain and Symptom Management*, 32 (3).

De Graeff, A., & Dean, M.: Palliative sedation therapy in the last weeks of life: A literature review and recommendations for standards. *Journal of Palliative Medicine*, 10(1).

Eddy, D.: A conversation with my mother. *Journal of the American Medical Association*, 272 (3).

Ellershaw, J.E., Sutcliffe, J.M., & Saunders, C.M.: Dehydration and the dying patient. *Journal of Pain and Symptom Management*, 10 (3).

Emanuel, E.J., Onwuteaka-Philpsen, B.D., Urwin, J.W., u. a.: Attitudes and practices of euthanasia and physician-assisted suicide in the United States, Canada, and Europe. *Journal of the American Medical Association*, 316 (1).

Ferris, F, von Gunten, C., & Emanuel, L.: Competency in end-of-life care: Last hours of life. *Journal of Palliative Medicine*, 6 (4).

Fine, R.L.: Ethical and practical issues with opioids in life-limiting illness. *Proceedings of Baylor University Medical Center*, 20 (1).

Flemming, K. (2010, Januar). The use of morphine to treat cancer-related pain: A synthesis of quantitative and qualitative research. Journal of Pain and Symptom Management, 39(1): 139–154.

Flory, J., Young-Xu, Y., Gurol, I., Levinsky, N., u. a.: Place of death: U.S. trends since 1980. *Health Affairs*, 23 (3).

García-Rueda, N. Valcárcel, A.C., Saracíbar-Razquin, M.S., & Solabarrieta, M.A. (2016, April). The experience of living with advanced-stage cancer: A thematic synthesis of the literature. *European Journal of Cancer Care.*

Gawande, A.: The itch: Its mysterious power may be a clue to a new theory about brains and bodies. *The New Yorker.*

Glare, P., Virik, K., Jones, M., Hudson, M. u. a.: A systematic review of physicians' survival predictions in terminally ill cancer patients. *The BMJ*, 327 (7408).

Hallenbeck, J.: Access to end-of-life care venues. *American Journal of Hospice & Palliative Medicine*, 25 (3).

Howell, D., Fitch, M.I., & Deane, K.A.: Impact of ovarian cancer perceived by women. Cancer Nursing, 26 (1).

IASP Terminology. In: International Association for the Study of Pain.

Jones, D.S., Podolsky, S.H., & Greene, J.A.: The burden of disease and the changing task of medicine. *New England Journal of Medicine*, 366.

Kamal, A., Taylor, D.H., Neely, B., Harker u. a.: One size does not fit all: Disease profiles of serious illness patients receiving specialty palliative care. *Journal of Pain and Symptom Management*, 54 (4).

Kendall, M., Carduff, E., Lloyd, A., Kimbell, B. u. a.: Different experiences and goals in different advanced diseases: Comparing serial interviews with patients with cancer, organ failure, or frailty and their family and professional careers. *Journal of Pain and Symptom Management*, 50 (2).

Kerr, C.W., Donnelly, J.P., Wright, S.T., Kuszczak, S.M. u. a.: End-of-life dreams and visions: A longitudinal study of hospice patients' experiences. *Journal of Palliative Medicine*, 17 (3).

Kochanek, K.D., Murphy, S.L., Xu, J., & Arias, E.: Mortality in the United States, 2016. NCHS Data Brief, 293.

Kwoh, C.K., O'Connor, G.T., Regan-Smith, M.G., Olmstead, E.M. u. a.: Concordance between clinician and patient assessment of physical and mental health status. *The Journal of Rheumatology*, 19 (7).

Lederle, F.: Terminal. *Annals of Internal Medicine*, 167 (11).

Lee, V.: The existential plight of cancer: Meaning making as a concrete approach to the intangible search for meaning. *Support Care Cancer*, 16.

Levenson, J.W., McCarthy, E.P., Lynn J., Davis R.B., u.a: The last six months of life for patients with congestive heart failure. *Journal of the American Geriatrics Society*, 48 (5 Suppl).

Leveton, A. (1965). Time, death and the ego-chill. Journal of Existentialism, 6 (21).

Lichter, I., & Hunt, E.: The last 48 hours of life, Journal of Palliative Care, 6 (4).

Lunney, J.R., Lynn, J., Foley, D.J., Lipson, S., u. a.: Patterns of functional decline at the end of life. *Journal of the American Medical Association*, 289 (18).

Lunney, J.R., Lynn, J., & Hogan, C.: Profiles of older Medicare decedents. *Journal of the American Geriatrics Society*, 50.

Lynn, J.: Living long in fragile health: The new demographics shape end of life care. Hastings Center Report, 2005.

Lynn, J.: Reliable comfort and meaningfulness. *The BMJ*, 336.

Lynn, J.: Traveling the valley of the shadow of death in 2017. *Health Affairs Blog*, 36 (10).

McCann, R.M., Hall, W.J., & Groth-Juncker, A.G.: Comfort care for terminally ill patients: The appropriate use of nutrition and hydration. *Journal of the American Medical Association*, 272 (16).

Meldrum, M.L.: A capsule history of pain management. *Journal of the American Medical Association*, 290 (18).

Missel, M., & Birkelund, R.: Living with incurable oesophageal cancer: A phenomenological hermeneutical interpretation of patient stories. *European Journal of Oncology Nursing*, 15.

Monti, M.M., Vanhaudenhuyse, A., Coleman, M.R., Boly, M., u. a.: Willful modulation of brain activity in disorders of consciousness. *New England Journal of Medicine*, 362 (7).

Morita, T., Ichiki, T., Tsunoda, J., Inoue, u. a.: A prospective study on the dying process in terminally ill cancer patients. *The American Journal of Hospice & Palliative Care*, 15 (4).

Morita, T., Tei, Y., & Inoue, S.: Impaired communication capacity and agitated delirium in the final week of terminally ill cancer patients: Prevalence and identification of research focus. *Journal of Pain and Symptom Management*, 26 (3).

Mount, B.M., Boston, P.H., & Cohen, S.R.: Healing connections: On moving from suffering to a sense of well-being. *Journal of Pain and Symptom Management*, 33 (4).

Murray, K.: How doctors die. Zócalo Public Square. www.zocalopublicsquare.org/

Mystakidou, K., Tsilika, E., Parpa, E., Kyriakopoulos, D., u. a.: Personal growth and psychological distress in advanced breast cancer. *The Breast*, 17.

Naro, A., Leo, A., Cannavò A., Buda, A., u. a.: Do unresponsive wakefulness syndrome patients feel pain? Role of laser-evoked potential-induced gamma-band oscillations in detecting cortical pain processing. *Neuroscience*, 317.

National Hospice and Palliative Care Organization: NHPCO facts and figures: Hospice care in America. Alexandria, VA. www.nhpco.org/sites

National Institute on Drug Abuse: Opioid overdose crisis. www.drugabuse.gov

Nissim, R., Freeman, E., Lo, C., Zimmermann, C. u. a.: Managing cancer and living meaningfully (CALM): A qualitative study of a brief individual psychotherapy for individuals with advanced cancer. *Palliative Medicine*, 26 (5).

Nissim, R., Rennie, D., Fleming, S., Hales, S. u. a.: Goals set in the land of the living/dying: A longitudinal study of patients living with advanced cancer. *Death Studies*, 36.

Oregon Public Health Division, Center for Health Statistics: Oregon Death with Dignity Act: Data Summary 2017, www.oregon.gov

Perrin, F., Schnakers, C., Schabus, M., Degueldre, C. u. a.: Brain response to one's own name in vegetative state, minimally conscious state, and locked-in syndrome. *Archives of Neurology*, 63.

Plonk, W.M., & Armold, R.M.: Terminal care: The last weeks of life. *Journal of Palliative Medicine*, 8 (5).

Pollock, K.: Is home always the best and preferred place of death? *The BMJ*, 7 (351).

Pritchard, R.S., Fisher, E., Teno, J.M., & Lynn, J.: Influence of patient preferences and local health system characteristics on the place of death. *Journal of the American Geriatrics Society*, 46 (10).

Rabkin, J.G., Albert, S.M., Del Bene, M.L., O'Sullivan, I. u. a.: Prevalence of depressive disorders and change over time in late-stage ALS. *Neurology*, 65 (1).

Remington, R., & Wakim, G.: A comparison of hospice in the United States and the United Kingdom. *Journal of Gerontological Nursing*, 36 (9).

Romem, A., Tom, S.E., Beauchene, M., Babington, L., & Scharf, S.M.: Pain management at the end of life: A comparative study of cancer, dementia, and chronic obstructive pulmonary disease patients. *Palliative Medicine*, 29 (5).

Sacks, O.: My own life. New York Times. www.nytimes.com/2015/02/19/opinion/oliver-sacks-on-learning-he-has-terminal-cancer.html

Schulz, U., & Mohamed, N.E.: Turning the tide: Benefit finding after cancer. *Social Science & Medicine*, 59.

Schwarz, J.: Death by voluntary dehydration: Suicide or the right to refuse a life-prolonging measure? *Widener Law Review*, 17 (351).

Singer, A.E., Meeker, D., Teno, J.M., Lynn, J. u. a.: Symptom trends in the last year of life from 1998 to 2010: A cohort study. *Annals of Internal Medicine*, 162 (3).

Solano, J.P., Gomes, B., & Higginson, I.J.: A comparison of symptom prevalence in far advanced cancer, AIDS, heart disease, chronic obstructive pulmonary disease and renal disease. *Journal of Pain and Symptom Management*, 31 (1).

Srivastava, R.: Dying at home might sound preferable. But I've seen the reality. *The Guardian*, 01.05.2017.

Steinfels, P.: Cardinal Bernardin dies at 68. Reconciling voice in church. *New York Times*, 15.11.1996.

Steinhauser, K.E., Arnold, R.M., Olsen, M.K., Lindquist, J. u. a.: Comparing three life-limiting diseases: Does diagnosis matter or is sick, sick? *Journal of Pain and Symptom Management*, 42 (3).

Sullivan, A.D., Hedberg, K., & Fleming, D.W.; Legalized physician-assisted suicide in Oregon—The second year. *New England Journal of Medicine*, 342.

Tang, S.T.: When death is imminent: Where terminally ill patients with cancer prefer to die and why. *Cancer Nursing*, 26 (3).

Tang, S.T., Lin, K.C., Chen, J.S., Chang, W.C. u. a.: Threatened with death but growing: Changes in and determinants of posttraumatic growth over the dying process for Taiwanese terminally ill cancer patients. *Psycho-Oncology*, 24.

Taylor, E.J.: Transformation of tragedy among women surviving breast cancer. *Oncology Nursing Forum*, 27 (5).

Tedeschi, R., & Calhoun, L.: Posttraumatic growth: Conceptual foundations and empirical evidence. *Psychological Inquiry*, 15 (1).

Tempelaar, R., De Haes, J.C., De Ruiter, J.H., Bakker, D., u. a.: The social experiences of cancer under treatment: A comparative study. *Social Science Medicine*, 29 (5).

Teno, J.M., Clarridge, B.R., Casey, V., Welch u. a.: Family perspectives on end-of-life care at the last place of care. *Journal of the American Medical Association*, 291 (1).

Teno, J.M., Freedman, V.A., Kasper, J.D. u. a.: Is care for the dying improving in the United States? *Journal of Palliative Medicine*, 1(8).

Teno, J.M., Gozalo, P.L., Bynum, J.P.W., Leland u. a.: Change in end-of-life care for Medicare beneficiaries: Site of death, place of care, and health care transitions in 2000, 2005, and 2009. *Journal of the American Medical Association*, 309 (5).

Teno, J.M., Weitzen, S., Fennell, M.L. u. a.: Dying trajectory in the last year of life: Does cancer trajectory fit other diseases? *Journal of Palliative Medicine*, 4 (4).

Thomas, C., Morris, S.M., & Clark, D.: Place of death: Preferences among cancer patients and their carers. *Social Science & Medicine*, 58.

Weisman, A., & Worden, J.W.: The existential plight in cancer: Significance of the first 100 days. *International Journal of Psychiatry in Medicine*, 7 (1).

Weiss, S.C., Emanuel, L.L., Fairclough, D.L. u. a.: Understanding the experience of pain in terminally ill patients. *The Lancet*, 357.

Widows, M.R., Jacobsen, P.B., Booth-Jones, M. u. a.: Predictors of posttraumatic growth following bone marrow transplantation for cancer. *Health Psychology*, 24 (3).

Winter, S.M.: Terminal nutrition: Framing the debate for the withdrawal of nutritional support in terminally ill patients. *The American Journal of Medicine*, 109.

Wrubel, J., Acree, M., Goodman S., & Folkman, S.: End of living: Maintaining a lifeworld during terminal illness. *Psychology and Health*, 24 (10).

Endnoten

1 A.d.Ü: Es gibt – Stand 2017 – ca. 5000 Sterbecafés in 50 Ländern. Die Idee stammt aus der Schweiz. Der Schweizer Soziologe und Museumsdirektor Bernard Crettaz lud 2004 zum ersten »Café mortel« ein. Die Resonanz war groß, eine Bewegung wurde aber erst daraus, als der Brite Jon Underwood 2010 daraus eine Art soziales Franchise-Unternehmen machte: das Death Café. Zitiert nach https://www.deutschlandfunk.de/death-cafes-kaffee-kuchen-tod.886.de.html?dram:article_id=398973

2 A.d.Ü: Um nicht immer wieder im Text die Funktionen, Forschungen und Veröffentlichungen eines Autors oder Experten wiederholen zu müssen, findet sich am Ende des Buchs eine alphabetische Auflistung aller.

3 Ferris, F, von Gunten, C., & Emanuel, L.: Competency in end-of-life care: Last hours of life. Journal of Palliative Medicine, 6 (4).

4 Coyle, N.: The existential slap—A crisis of disclosure. International Journal of Palliative Nursing, 10 (11).

5 A.d.Ü: Der Begriff »Ego Chill« geht auf den amerikanischen Psychoanalytiker Erik Erikson zurück. Er beschreibt damit den Moment, in dem uns klar wird, dass unsere Nicht-Existenz möglich ist.

6 Missel, M., & Birkelund, R.: Living with incurable oesophageal cancer: A phenomenological hermeneutical interpretation of patient stories. European Journal of Oncology Nursing, 15.

7 Pattison, E. Mansell: The experience of dying. Prentice Hall, New York, 1977.

8 Lee, V.: The existential plight of cancer: Meaning making as a concrete approach to the intangible search for meaning. Support Care Cancer, 16.

9 Missel, M., & Birkelund, R.: Living with incurable oesophageal cancer: A phenomenological hermeneutical interpretation of patient stories. European Journal of Oncology Nursing, 15.

10 Lee, V.: The existential plight of cancer: Meaning making as a concrete approach to the intangible search for meaning. Support Care Cancer, 16.

11 Weisman, A., & Worden, J.W.: The existential plight in cancer: Significance of the first 100 days. International Journal of Psychiatry in Medicine, 7 (1).

12 Weisman, Avery D.: On dying and denying. Human Science Press, New York, 1977.

13 Lunney, J.R., Lynn, J., Foley, D.J., Lipson, S., u. a.: Patterns of functional decline at the end of life. Journal of the American Medical Association, 289 (18). Lunney, J. R., Lynn, J., & Hogan, C.: Profiles of older Medicare decedents. Journal of the American Geriatrics Society, 50.

14 Steinfels, P.: Cardinal Bernardin dies at 68. Reconciling voice in church. New York Times, 15.11.1996.

15 Glaser, Barney, Anselm Strauss: Time for dying. Taylor & Francis Inc., London, 2007.

16 Kamal, A., Taylor, D.H., Neely, B., Harker u. a.: One size does not fit all: Disease profiles of serious illness patients receiving specialty palliative care. Journal of Pain and Symptom Management, 54 (4).

17 Kendall, M., Carduff, E., Lloyd, A., Kimbell, B. u. a.: Different experiences and goals in different advanced diseases: Comparing serial interviews with patients with cancer, organ failure, or frailty and their family and professional careers. Journal of Pain and Symptom Management, 50 (2).

18 A.d.Ü: In Deutschland entspricht die Arbeit des CDC in etwa der des Robert-Koch-Instituts.

19 Solano, J.P., Gomes, B., & Higginson, I.J.: A comparison of symptom prevalence in far advanced cancer, AIDS, heart disease, chronic obstructive pulmonary disease and renal disease. Journal of Pain and Symptom Management, 31 (1).

20 Lynn, J.: Traveling the valley of the shadow of death in 2017. Health Affairs Blog, 36 (10).

21 Kochanek, K.D., Murphy, S.L., Xu, J., & Arias, E.: Mortality in the United States, 2016. NCHS Data Brief, 293.

22 https://www.destatis.de/DE/Themen/Gesellschaft-Umwelt/Gesundheit/Todesursachen/_inhalt.html#sprg235878

23 Hallenbeck, J.: Palliative Care Perspectives. Oxford University Press, New York, 2003.

24 Solano, J.P., Gomes, B., & Higginson, I.J.: A comparison of symptom prevalence in far advanced cancer, AIDS, heart disease, chronic obstructive pulmonary disease and renal disease. Journal of Pain and Symptom Management, 31 (1).

25 Steinhauser, K.E., Arnold, R.M., Olsen, M.K., Lindquist, J. u. a.: Comparing three life-limiting diseases: Does diagnosis matter or is sick, sick? Journal of Pain and Symptom Management, 42 (3).

26 Teno, J.M., Weitzen, S., Fennell, M.L. u. a.: Dying trajectory in the last year of life: Does cancer trajectory fit other diseases? Journal of Palliative Medicine, 4 (4).

27 Nissim, R., Rennie, D., Fleming, S., Hales, S. u. a.: Goals set in the land of the living/dying: A longitudinal study of patients living with advanced cancer. Death Studies, 36.

28 Lynn, J.: Living long in fragile health: The new demographics shape end of life care. Hastings Center Report, 2005.

29 Mount, B.M., Boston, P.H., & Cohen, S.R.: Healing connections: On moving from suffering to a sense of well-being. Journal of Pain and Symptom Management, 33 (4).

30 Mount, B.M., Boston, P.H., & Cohen, S.R.: Healing connections: On moving from suffering to a sense of well-being. Journal of Pain and Symptom Management, 33 (4).

31 Kübler-Ross, Elisabeth: Über den Tod und das Leben danach. Silberschnur, Güllesheim, 2012.

32 Lederle, F.: Terminal. Annals of Internal Medicine, 167 (11).

33 Pattison, E. Mansell: The experience of dying. Prentice Hall, New York, 1977.

34 Mann, Thomas: Der Zauberberg. S. Fischer, Frankfurt, 2010.

35 Jones, D.S., Podolsky, S.H., & Greene, J.A.: The burden of disease and the changing task of medicine. New England Journal of Medicine, 366.

36 García-Rueda, N. Valcárcel, A.C., Saracíbar-Razquin, M.S., & Solabarrieta, M.A. (2016, April). The experience of living with advanced-stage cancer: A thematic synthesis of the literature. European Journal of Cancer Care, 25.

37 Mount, B.M., Boston, P.H., & Cohen, S.R.: Healing connections: On moving from suffering to a sense of well-being. Journal of Pain and Symptom Management, 33 (4).

38 Rabkin, J.G., Albert, S.M., Del Bene, M.L., O'Sullivan, I. u. a.: Prevalence of depressive disorders and change over time in late-stage ALS. Neurology, 65 (1).

39 Levenson, J.W., McCarthy, E.P., Lynn J., Davis R.B., u.a: The last six months of life for patients with congestive heart failure. Journal of the American Geriatrics Society, 48 (5 Suppl).

40 Mount, B.M., Boston, P.H., & Cohen, S.R.: Healing connections: On moving from suffering to a sense of well-being. Journal of Pain and Symptom Management, 33 (4).

41 Blinderman, C. D., & Cherny, N. I.: Existential issues do not necessarily result in existential suffering: Lessons from cancer patients in Israel. Palliative Medicine, 19.

42 Mount, B.M., Boston, P.H., & Cohen, S.R.: Healing connections: On moving from suffering to a sense of well-being. Journal of Pain and Symptom Management, 33 (4).

43 Coyle, N.: The hard work of living in the face of death. Journal of Pain and Symptom Management, 32 (3).

44 Howell, D., Fitch, M.I., & Deane, K.A.: Impact of ovarian cancer perceived by women. Cancer Nursing, 26 (1).

45 Nissim, R., Rennie, D., Fleming, S., Hales, S. u. a.: Goals set in the land of the living/dying: A longitudinal study of patients living with advanced cancer. Death Studies, 36.

46 Ebd.

47 Ebd.

48 Coyle, N.: The hard work of living in the face of death. Journal of Pain and Symptom Management, 32 (3).

49 Howell, D., Fitch, M.I., & Deane, K.A.: Impact of ovarian cancer perceived by women. Cancer Nursing, 26 (1).

50 Ebd.

51 Ebd.

52 Tempelaar, R., De Haes, J.C., De Ruiter, J.H., Bakker, D., u. a.: The social experiences of cancer under treatment: A comparative study. Social Science Medicine, 29 (5).

53 Byock, Ira: The four things that matter most: A book about living. Atria Books, New York, 1989.

54 Centers for Disease Control and Prevention. National Center for Health Statistics. Underlying cause of death 1999–2016 on CDC WONDER Online Database, released December 2017.

55 Pritchard, R.S., Fisher, E., Teno, J.M., & Lynn, J.: Influence of patient preferences and local health system characteristics on the place of death. Journal of the American Geriatrics Society, 46 (10).

56 Srivastava, R.: Dying at home might sound preferable. But I've seen the reality. The Guardian, 01.05.2017.

57 Thomas, C., Morris, S.M., & Clark, D.: Place of death: Preferences among cancer patients and their carers. Social Science & Medicine, 58.

58 Flory, J., Young-Xu, Y., Gurol, I., Levinsky, N., u. a.: Place of death: U.S. trends since 1980. Health Affairs, 23 (3).

59 Bekelman, J., Halpern, S.D., Blankart, u. a.: Comparison of site of death, health care utilization, and hospital expenditures for patients dying with cancer in 7 developed countries. Journal of the American Medical Association, 315.

60 A.d.Ü: In der Bundesrepublik Deutschland erreichte der Anteil der Krankenhaussterbefälle im Jahr 1980 mit 55 % aller Todesfälle einen Höchstwert, um 2016 für ganz Deutschland auf 46 % zu sinken. Der Anteil ist seit Jahren unverändert. (zitiert nach Angela Carollo, Max-Planck-Institut, Rostock)

61 A.d.Ü: Im amerikanischen Original erläutert die Autorin ausführlich das Zusammenspiel von Medicare und Medicaid bei der Entscheidung für einen Hospizaufenthalt und die Finanzierungsmöglichkeiten in den USA. Da die Verhältnisse in Deutschland ganz anders sind, wurde diese Textpassage für die deutsche Ausgabe komplett verändert und auf hiesige Verhältnisse adaptiert.

62 National Hospice and Palliative Care Organization: NHPCO facts and figures: Hospice care in America. Alexandria, VA. www.nhpco.org/sites

63 Baxter, A.: What hospice care looks like in America. Home Health Care News, homehealthcarenews.com

64 Teno, J.M., Clarridge, B.R., Casey, V., Welch u. a.: Family perspectives on end-of-life care at the last place of care. Journal of the American Medical Association, 291 (1).

65 Pollock, K.: Is home always the best and preferred place of death? The BMJ, 7 (351).

66 Zitiert nach https://www.dhpv.de/themen_hospizbewegung Der 1992 gegründete DHPV ist der Dachverband von über 1.200 Hospizvereinen und Palliativeinrichtungen in Deutschland.

67 Zitiert nach DHPV, https://www.dhpv.de/service_zahlen-fakten.html Die Zahlen geben den Stand März 2019 wider.

68 A.d.Ü: In amerikanischen Hospizen ist die 24-Stunden-Rundumversorgung nicht üblich.

69 A.d.Ü: Die zeitliche Unbegrenztheit des Hospiz-Aufenthalts in Deutschland ist einer der größten Unterschiede zum amerikanischen System. In den USA ist der Aufenthalt auf 6 Wochen begrenzt, was besondere Implikationen mit sich bringt (wann genau ist man sechs Wochen vom Tod entfernt? Wer entscheidet das? Was, wenn es doch länger dauert etc.)

70 Erstausstrahlung am 16.09.19 in der ARD

71 Zitiert nach https://www.lag-hospiz-brandenburg.de/tl_files/public/aktuelles/news/Poster-Vergleich-Hospizarbeit_D-PL-LT_Adrianna_Rosa.pdf

72 https://www.palliativ-portal.de/palliative/map

73 Zitiert nach https://www.betanet.de/stationaere-hospize.html

74 Klaschick/Nauck/Streckeisen, zitiert nach https://www.lag-hospiz-brandenburg.de/tl_files/public/aktuelles/news/Poster-Vergleich-Hospizarbeit_D-PL-LT_Adrianna_Rosa.pdf

75 Zitiert nach https://aerzte-fuer-das-leben.de/fachinformationen/palliativmedizin-hospizarbeit/zahlen-daten-fakten-palliativmedizin-und-hospizarbeit/

76 Bekelman, J., Halpern, S.D., Blankart, u. a.: Comparison of site of death, health care utilization, and hospital expenditures for patients dying with cancer in 7 developed countries. Journal of the American Medical Association, 315.

77 Teno, J.M., Gozalo, P.L., Bynum, J.P.W., Leland u. a.: Change in end-of-life care for Medicare beneficiaries: Site of death, place of care, and health care transitions in 2000, 2005, and 2009. Journal of the American Medical Association, 309 (5).

78 Teno, J.M., Freedman, V.A., Kasper, J.D. u. a.: Is care for the dying improving in the United States? Journal of Palliative Medicine, 1(8).

79 Teno, J.M., Clarridge, B.R., Casey, V., Welch u. a.: Family perspectives on end-of-life care at the last place of care. Journal of the American Medical Association, 291 (1).

80 Tang, S.T.: When death is imminent: Where terminally ill patients with cancer prefer to die and why. Cancer Nursing, 26 (3).

81 Zitiert nach DAK-Pflegestudie 2018

82 A.d.Ü: Wenn Patienten in den USA mehr als 3 Tage im Krankenhaus waren und spezielle Pflege benötigen, bezahlt Medicare für bis zu 20 Tage 100 % der anfallenden Kosten im Pflegeheim. Danach werden für weitere 80 Tage Kosten übernommen, dann aber mit einer größeren finanziellen Beteiligung der Patienten.

83 Pollock, K.: Is home always the best and preferred place of death? The BMJ, 7 (351).

84 Teno, J.M., Freedman, V.A., Kasper, J.D. u. a.: Is care for the dying improving in the United States? Journal of Palliative Medicine, 1(8).

85 Singer, A.E., Meeker, D., Teno, J.M., Lynn, J. u. a.: Symptom trends in the last year of life from 1998 to 2010: A cohort study. Annals of Internal Medicine, 162 (3).

86 Weiss, S.C., Emanuel, L.L., Fairclough, D.L. u. a.: Understanding the experience of pain in terminally ill patients. The Lancet, 357.

87 Gawande, A.: The itch: Its mysterious power may be a clue to a new theory about brains and bodies. The New Yorker.

88 IASP Terminology. In: International Association for the Study of Pain.

89 Cassell, Eric: The nature of suffering and the goals of medicine. Oxford University Press, New York, 2004.

90 Cassell, Eric J.: The nature of suffering and the goals of medicine. The New England Journal of Medicine, 306 (11).

91 Ebd.

92 Ebd.

93 Clark, David, Cicely Saunders: Selected writings 1958–2004. Oxford University Press, New York, 2006.

94 Coyle, N.: The hard work of living in the face of death. Journal of Pain and Symptom Management, 32 (3).

95 Flemming, K. (2010, January). The use of morphine to treat cancer-related pain: A synthesis of quantitative and qualitative research. Journal of Pain and Symptom Management, 39(1): 139–154.

96 A.d.Ü: Der US-Pharmahersteller Purdue muss wegen des von ihm hergestellten Schmerzmittels Oxycontin 270 Millionen Dollar zahlen. Dem Konzern wird vorgeworfen, nicht ausreichend auf die Suchtgefahr ihrer Schmerzmittel hingewiesen zu haben. Nach Angaben der US-Gesundheitsbehörde CDC haben Oxycontin und andere opioidhaltige Medikamente allein 2017 beim Tod von 48.000 Menschen in den USA eine Rolle gespielt. (zitiert nach ZEIT, 26.03.2019)

97 National Institute on Drug Abuse: Opioid overdose crisis. www.drugabuse.gov

98 Meldrum, M.L.: A capsule history of pain management. Journal of the American Medical Association, 290 (18).

99 Fine, R.L.: Ethical and practical issues with opioids in life-limiting illness. Proceedings of Baylor University Medical Center, 20 (1).

100 A.d.Ü: Oxycodon wurde 2003 unter dem neuen Markennamen *Oxygesic* wieder auf den deutschen Markt gebracht. In Deutschland wird Oxycodon auch als Oxycontin bezeichnet.

101 A.d.Ü: Das Stufenschema der WHO wird heute durchaus kritisch gesehen, eben weil Schmerzsymptome so vielfältig sind und das starre Schema nicht auf alle Schmerzen gleich gut anwendbar ist. Wichtig auch zu wissen, dass die WHO ihr Schmerzschema nie für alle Schmerzen, sondern nur für Tumorschmerzen entwickelt hat.

102 A.d.Ü: Durchbruchschmerzen sind akute und spontan auftretende Schmerzen bei Tumorpatienten, deren Schmerzbehandlung eigentlich zufriedenstellend gelöst ist.

103 In Deutschland gibt es die sog. S 3-Leitlinie für Analgesie, Sedierung und Delir-Management in der Intensivmedizin, die eine vergleichbare Analyse ermöglicht.

104 De Graeff, A., & Dean, M.: Palliative sedation therapy in the last weeks of life: A literature review and recommendations for standards. Journal of Palliative Medicine, 10(1).

105 A.d.Ü: Verkürzt die Palliative Sedierung wirklich die Lebenszeit? Japanische Palliativmediziner forschten über die kontinuierliche tiefe Sedierung (CDS, continuous deep sedation) und untersuchten deren Effekt auf die verbleibende Lebenszeit. Ein lebensverkürzender Effekt ließ sich nicht nachweisen. Quelle: Ärztezeitung, 18.12.2015

106 Clark, David, Cicely Saunders: Founder of the Hospice Movement, Selected Letters 1959–1999. Oxford University Press, New York, 2002.

107 Die Lewy-Körper-Demenz ist nach Alzheimer die zweithäufigste neurodegenerative Demenz.

108 Byock, Ira: Sterben. Wachsen im Umgang mit dem Tod. Droemer, München, 1997.

109 Ebd.

110 Weisman, A., & Worden, J.W.: The existential plight in cancer: Significance of the first 100 days. International Journal of Psychiatry in Medicine, 7 (1).

111 Clark, David, Cicely Saunders: Selected writings 1958–2004. Oxford University Press, New York, 2006.

112 Ebd.

113 Lynn, J.: Living long in fragile health: The new demographics shape end of life care. Hastings Center Report, 2005.

114 Coyle, N.: In their own words: Seven advanced cancer patients describe their experience with pain and the use of opioid drugs. Journal of pain and symptom management, 27 (4).

115 Weisman, A., & Worden, J.W.: The existential plight in cancer: Significance of the first 100 days. International Journal of Psychiatry in Medicine, 7 (1).

116 Ebd.

117 Byock, Ira: Sterben. Wachsen im Umgang mit dem Tod. Droemer, München, 1997.

118 Wrubel, J., Acree, M., Goodman S., & Folkman, S.: End of living: Maintaining a lifeworld during terminal illness. Psychology and Health, 24 (10).

119 Ebd.

120 A.d.Ü: CALM wurde in Deutschland an der Universitätsklinik Leipzig in einer eigenen Studie getestet. »Die Ergebnisse der Adaptation und Evaluation der psychotherapeutischen Kurzzeit-Intervention für den deutschen Sprachraum tragen dazu bei, das Spektrum wirksamer psychotherapeutischer Interventionen für Krebs-Patienten insgesamt zu erweitern und insbesondere Angebote für Patienten mit einer fortschreitenden Krebserkrankung zur Verfügung zu stellen, für die es bislang wenig evaluierte psychoonkologische Therapieangebote gibt und die aufgrund dessen häufig wenig oder unzureichende psychologische Unterstützung erhalten.« Quelle: https://www.uniklinikum-leipzig.de/einrichtungen/medizinische-psychologie/Seiten/psychoonkologie-calm.aspx

121 Nissim, R., Freeman, E., Lo, C., Zimmermann, C. u. a.: Managing cancer and living meaningfully (CALM): A qualitative study of a brief individual psychotherapy for individuals with advanced cancer. Palliative Medicine, 26 (5).

122 Nissim, R., Freeman, E., Lo, C., Zimmermann, C. u. a.: Managing cancer and living meaningfully (CALM): A qualitative study of a brief individual psychotherapy for individuals with advanced cancer. Palliative Medicine, 26 (5).

123 Ebd.

124 Byock, Ira: The four things that matter most: A book about living. Atria Books, New York, 1989.

125 Byock, Ira: Sterben. Wachsen im Umgang mit dem Tod. Droemer, München, 1997.

126 Byock, Ira: The four things that matter most: A book about living. Atria Books, New York, 1989.

127 »Ho, Young Rider, Apple-cheeked One, Whither Riding?« ist ein Song der Kanadierin Kathy Reid-Naiman, die zahlreiche, sehr erfolgreiche Kinderlieder geschrieben hat. Ihre Lieder werden auch von Erwachsenen gern gehört.

128 Clark, David, Cicely Saunders: Selected writings 1958–2004. Oxford University Press, New York, 2006.

129 Byock, Ira: The four things that matter most: A book about living. Atria Books, New York, 1989.

130 Tedeschi, R., & Calhoun, L.: Posttraumatic growth: Conceptual foundations and empirical evidence. Psychological Inquiry, 15 (1).

131 Der Begriff »posttraumatisches Wachstum« bezeichnet in der Psychologie schmerzvolle Erfahrungen, nach denen Betroffene Klarheit darüber haben, was sie wirklich wollen und brauchen.

132 Calhoun, Lawrence, & Richard Tedeschi: Posttraumatic growth in clinical practice. Routledge, New York, 2013.

133 Tedeschi, R., & Calhoun, L.: Posttraumatic growth: Conceptual foundations and empirical evidence. Psychological Inquiry, 15 (1).

134 Calhoun, L.G., & Tedeschi, R.G.: The foundations of posttraumatic growth: New considerations. Psychological Inquiry, 15(1).

135 Kushner, Harold S.: Wenn guten Menschen Böses widerfährt. Gütersloher Verlagshaus, Gütersloh, 2014.

136 Tedeschi, R., & Calhoun, L.: Posttraumatic growth: Conceptual foundations and empirical evidence. Psychological Inquiry, 15 (1).

137 Tedeschi, R., & Calhoun, L.: Posttraumatic growth: Conceptual foundations and empirical evidence. Psychological Inquiry, 15 (1).

138 Tang, S.T., Lin, K.C., Chen, J.S., Chang, W.C. u. a.: Threatened with death but growing: Changes in and determinants of posttraumatic growth over the dying process for Taiwanese terminally ill cancer patients. Psycho-Oncology, 24.

139 Barskova, T., & Oesterreich, R.: Post-traumatic growth in people living with a serious medical condition and its relations to physical and mental health: A systematic review. Disability and Rehabilitation, 31.

140 Siehe Widows, M.R., Jacobsen, P.B., Booth-Jones, M. u. a.: Predictors of posttraumatic growth following bone marrow transplantation for cancer. Health Psychology, 24 (3). Schulz, U., & Mohamed, N.E.: Turning the tide: Benefit finding after cancer. Social Science & Medicine, 59. Mystakidou, K., Tsilika, E., Parpa, E., Kyriakopoulos, D., u. a.: Personal growth and psychological distress in advanced breast cancer. The Breast, 17. Taylor, E.J.: Transformation of tragedy among women surviving breast cancer. Oncology Nursing Forum, 27 (5).

141 Taylor, E.J.: Transformation of tragedy among women surviving breast cancer. Oncology Nursing Forum, 27 (5).

142 Mount, B.M., Boston, P.H., & Cohen, S.R.: Healing connections: On moving from suffering to a sense of well-being. Journal of Pain and Symptom Management, 33 (4).

143 Erikson, Erik: Kindheit und Gesellschaft. Klett Cotta, Stuttgart, 2005.

144 A.d.Ü: Erikson spricht vom Modell der psychosozialen Entwicklung, in dem jeder Mensch sich in Stufen entwickelt, die in ihm ab seiner Geburt angelegt sind. Jede Stufe hat ihre besondere Thematik und steigert sich zu einer Krise. Wenn diese bewältigt ist, folgen die nächste Thematik und Krise. Zur Entwicklung der Persönlichkeit gehört die Bewältigung aller Stufen und Krisen.

145 Byock, Ira: The nature of suffering and the nature of opportunity at the end of life. Clinics in Geriatric Medicine, 12.

146 Byock, Ira: Personal growth and human development in life-threatening conditions: Therapeutic insights and strategies derived from positive experiences of individuals and families. In: H. Chochinov & W. Breitbart (Hrsg.): Handbook of Psychiatry in Palliative Medicine. Oxford University Press, Oxford 2008.

147 Sacks, O.: My own life. New York Times. www.nytimes.com/2015/02/19/opinion/oliver-sacks-on-learning-he-has-terminal-cancer.html

148 Clark, David, Cicely Saunders: Selected writings 1958–2004. Oxford University Press, New York, 2006.

149 A.d.Ü: In Deutschland gilt: Die »passive Sterbehilfe« ist eine Art Sterbebegleitung, bei der Ärzte und Pflegepersonal auf lebensverlängernde Maßnahmen verzichten. In der Regel ist das im Rahmen einer Patientenverfügung geregelt. Medikamente gegen Schmerzen werden dabei weiterhin verabreicht. Nach deutschem Recht (StGB § 116) ist die aktive Sterbehilfe – als absichtliche Beschleunigung oder Herbeiführung des Todes – eine Straftat.

150 A.d.Ü: In Deutschland ist das so in der Regel nicht möglich, weil das Hospiz zu Hause kein Modell ist und Patienten sowie Angehörige keinen Zugang zu den Medikamenten haben. Siehe dazu auch die Anmerkungen in vorangegangenen Kapiteln.

151 A.d.Ü: Künstliche Ernährung durch das Legen einer Magensonde (= PEG – perkutane endoskopische Gastrostomie) gilt als lebensverlängernde Maßnahme. Liegt eine Patientenverfügung vor, in der ein Patient dies ablehnt, dürfen keine Ernährungssonden gelegt werden. Der Bundesgerichtshof hat 2005 dahingehend konkretisiert, dass eine gegen den Willen des Patienten durchgeführte künstliche Ernährung eine rechtswidrige Handlung ist.

152 Schwarz, J.: Death by voluntary dehydration: Suicide or the right to refuse a life-prolonging measure? Widener Law Review, 17 (351).

153 A.d.Ü: Von den zahlreichen Werken des Autors sei dieses herausgegriffen: Giovanni Maio, Medizin ohne Maß? Vom Diktat des Machbaren zu einer Ethik der Besonnenheit. Stuttgart, TRIAS 2014.

154 A.d.Ü: Als Folge des Karlsruher Urteils zu § 117 StGB muss das Berufsrecht von Ärzten und Apothekern dem Urteil angepasst und vereinheitlicht werden (bislang gibt es regionale Unterschiede). Nun also ist der Bundestag am Zug. Denn Karlsruhe fordert den Gesetzgeber nachdrücklich dazu auf, restriktive Regelungen zur Sterbehilfe zur formulieren, und bescheinigt dem Bundestag, legitime Ziele verfolgt zu haben, nämlich assistierten Suizid nicht zur gesellschaftlichen Norm werden zu lassen. Dem Gesetzgeber legen die Richter daher so ziemlich jedes Mittel der Regulierung ans Herz, das die Rechtsordnung kennt (von Beratung und Aufklärung bis zu Wartepflichten und Verboten fragwürdiger Organisationen). Womöglich kommt es nun zur sogenannten »Oregon-Regelung«, der von Experten aus den Bereichen Medizinrecht, Medizinethik und Palliativmedizin auf der Basis der Gesetzgebung im US-Bundesstaat Oregon erarbeitet worden ist und seit 2014 als Entwurf vorliegt. Gian Domenico Borasio, ein Mitverfasser dieser Regelung, erklärt in ZEIT online vom 26.02.2020, dass sich die dortige gesetzliche Regelung der ärztlichen Sterbehilfe seit mehr als 20 Jahren bewährt habe. Hierbei müssen zwei Ärzte unabhängig voneinander den Patienten beraten, insbesondere auch bezüglich der palliativmedizinischen Möglichkeiten, und die Gespräche dokumentieren, bevor eine Suizidhilfe möglich ist. Daniel Deckers (FAZ, 27.02.2020) sieht in dem Urteil das Ende eines Wertefundaments der deutschen Gesellschaft, nämlich das Ende vom Schutz des Lebens, für welches er den Staat in der Pflicht sieht.

Hingegen unterstreicht Wolfgang Janisch in der SZ vom 26.02.2020 das Recht auf selbstbestimmtes Sterben, welches nun vom Bundesverfassungsgericht auch explizit auf den Anspruch, Hilfe dabei anzunehmen, erweitert worden sei. Der Staat habe nicht das Recht, über Leben und Tod zu entscheiden, wie er es sich bisher mit dem Sterbehilfegesetz angemaßt habe, diese Entscheidung liege ausschließlich beim Individuum.

155 Siehe Morita, T., Ichiki, T., Tsunoda, J., Inoue, u. a.: A prospective study on the dying process in terminally ill cancer patients. The American Journal of Hospice & Palliative Care, 15 (4). Und: Lichter, I., & Hunt, E.: The last 48 hours of life, Journal of Palliative Care, 6 (4).

156 Monti, M.M., Vanhaudenhuyse, A., Coleman, M.R., Boly, M., u. a.: Willful modulation of brain activity in disorders of consciousness. New England Journal of Medicine, 362 (7).

157 Perrin, F., Schnakers, C., Schabus, M., Degueldre, C. u. a.: Brain response to one's own name in vegetative state, minimally conscious state, and locked-in syndrome. Archives of Neurology, 63.

158 Siehe Naro, A., Leo, A., Cannavò A., Buda, A., u. a.: Do unresponsive wakefulness syndrome patients feel pain? Role of laser-evoked potential-induced gamma-band oscillations in detecting cortical pain processing. Neuroscience, 317. Boly, M., Faymonville, M.E., Schnakers, C. u. a.: Perception of pain in the minimally conscious state with PET activation. An observational study. The Lancet Neurology (11). Coleman, M.R., Rodd, J.M., Davis, M.H., u. a.: Do vegetative patients retain aspects of language comprehension? Evidence from fMRI. Brain, 130.

159 Alici, Y., & Breitbart, W.: Delirium in palliative care. Primary Psychiatry, 16.

160 Breitbart, W., Gibson, C., & Tremblay, A.: The delirium experience: Delirium recall and delirium-related distress in hospitalized patients with cancer, their spouses/caregivers, and their nurses. Psychosomatics 43 (3).

161 Breitbart, W., Gibson, C., & Tremblay, A.: The delirium experience: Delirium recall and delirium-related distress in hospitalized patients with cancer, their spouses/caregivers, and their nurses. Psychosomatics 43 (3).

162 A.d.Ü: Im Schlaf misst man im Tiefschlaf Delta-Wellen von 1–3 Hz, im Schlaf Theta-Wellen von 4–7 Hz, sowie Alpha-Wellen von 8–13 Hz im ruhigen Wachzustand. Im wachen, aufmerksamen Zustand misst man Beta-Wellen von 13–100 Hz.

163 Jewels Rafter: Guided by the light. Following your Angelic Guides. Publishing House, 2016

164 Kerr, C.W., Donnelly, J.P., Wright, S.T., Kuszczak, S.M. u. a.: End- of-life dreams and visions: A longitudinal study of hospice patients' experiences. Journal of Palliative Medicine, 17 (3).

165 Nuland, Sherwin B.: Wie wir sterben. Ein Ende in Würde. Kindler, München, 1994.

166 Siehe Christakis, N.A., & Lamont, E.B.: Extent and determinants of error in doctors' prognoses in terminally ill patients: A prospective cohort study. The BMJ, 320 (7233). Und Glare, P., Virik, K., Jones, M., Hudson, M. u. a.: A systematic review of

physicians' survival predictions in terminally ill cancer patients. The BMJ, 327 (7408).

167 A.d.Ü: Zu den von Hui aufgestellten Kriterien gehören: Herzrhythmus, Atemrhythmus, Blutdruck, Temperatur, Sauerstoffsättigung des Bluts, künstliche Sauerstoffversorgung, Delirium, motorische Unruhe, abnehmendes Bewusstsein, nicht mehr reagierende Pupillen, abnehmende Reaktion auf verbale und visuelle Stimuli, abnehmendes Sprechen, Tremor, Schwäche, Muskelzuckungen. Zitiert nach: https://www.ncbi.nlm.nih.gov/pmc/articles/PMC4352117/

168 A.d.Ü: Cheyne-Stokes-Atmung bezeichnet eine Atmung mit regelmäßig wechselnder Atemtiefe und regelmäßig sich ändernden Abständen der Atemzüge. Benannt ist sie nach zwei Wissenschaftlern, John Cheyne und William Stokes.

169 Campbell, M.L., & Yarandi, H.N.: Death rattle is not associated with patient respiratory distress: Is pharmacologic treatment indicated? Journal of Palliative Medicine, 16 (10).

170 Campbell, M.L., & Yarandi, H.N.: Death rattle is not associated with patient respiratory distress: Is pharmacologic treatment indicated? Journal of Palliative Medicine, 16 (10).

171 A.d.Ü: Die Schaukelatmung wird auch als inverse Atmung bezeichnet, der Unterleib zieht sich ein, während die Brust sich ausdehnt und umgekehrt.

172 A.d.Ü: RDOS-Scale – Respiratory Distress Observation Scale. In Deutschland wird meistens die Borg-Skala verwendet oder auch die ATS-Skala (entwickelt von der American Thoracic Society).

173 Clark, David, Cicely Saunders: Selected writings 1958–2004. Oxford University Press, New York, 2006.

174 Plonk, W.M., & Armold, R.M.: Terminal care: The last weeks of life. Journal of Palliative Medicine, 8 (5).

175 Ebd.

176 Lichter, I., & Hunt, E.: The last 48 hours of life, Journal of Palliative Care, 6 (4).

177 Hallenbeck, J.: Palliative Care Perspectives. Oxford University Press, New York, 2003.

178 McCann, R.M., Hall, W.J., & Groth-Juncker, A.G.: Comfort care for terminally ill patients: The appropriate use of nutrition and hydration. Journal of the American Medical Association, 272 (16).

179 Ellershaw, J.E., Sutcliffe, J.M., & Saunders, C.M.: Dehydration and the dying patient. Journal of Pain and Symptom Management, 10 (3).

180 Morita, T., Tei, Y., & Inoue, S.: Impaired communication capacity and agitated delirium in the final week of terminally ill cancer patients: Prevalence and identification of research focus. Journal of Pain and Symptom Management, 26 (3).

Sachverzeichnis

L

M

N

O

P

R

S

T

V

W